AF330185

Hygiène de l'Enfance

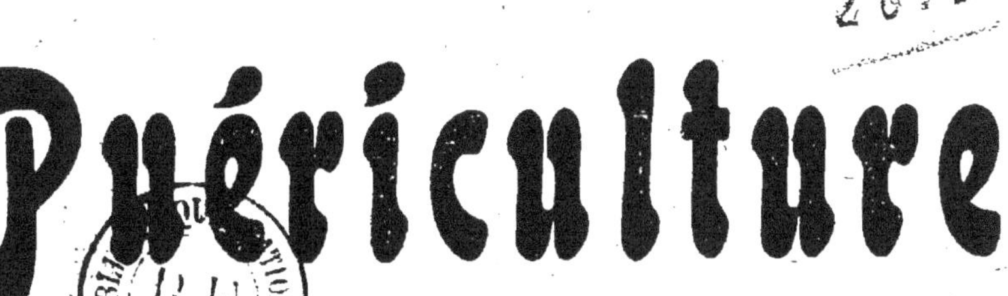

Puériculture

PAR

LE DOCTEUR HENRI FISCHER

MEMBRE DE LA SOCIÉTÉ D'HYGIÈNE DE L'ENFANCE

PARIS

LIBRAIRIE CHARLES, EDITEUR

8, RUE MONSIEUR-LE-PRINCE, 8

1903

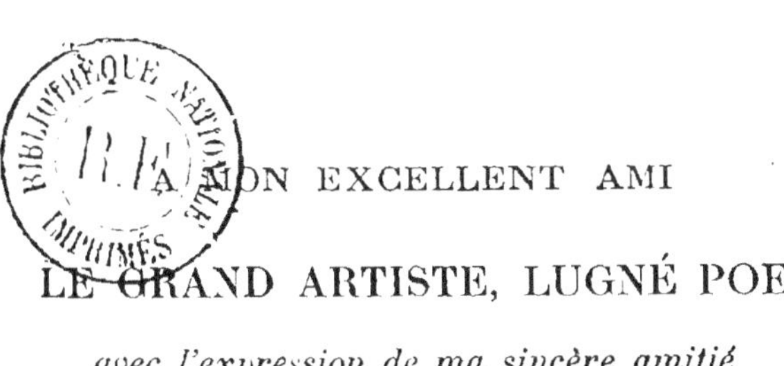

À MON EXCELLENT AMI

LE GRAND ARTISTE, LUGNÉ POE

avec l'expression de ma sincère amitié

INTRODUCTION

Toutes les statistiques indiquent que les États civilisés en général, et la France tout particulièrement, voient décroître leur population.

Bien des remèdes ont été proposés à cet état de choses périlleux dans un avenir rapproché.

Le médecin praticien est mieux placé que toute autre personne pour apercevoir les causes immédiates et découvrir les remèdes efficaces de cette dépopulation.

Tels sont les renseignements que nous avons cru intéressants de communiquer au public.

CHAPITRE PREMIER

L'HYGIÈNE DE L'ENFANT AVANT SA NAISSANCE

———

Hérédité

Sommaire :

L'enfant subit l'influence de son hérédité éloignée et de son hérédité directe, paternelle et maternelle. — Il se ressentira notamment des fatigues subies par le père dans ses années de jeunesse et de la mauvaise hygiène qu'il a suivie à l'école, à l'atelier, au bureau, à la caserne. — L'enfant supporte encore plus vivement les conséquences des troubles de la santé maternelle, surtout de ceux qui se sont produits pendant la conception. — C'est pourquoi toute femme devrait avoir droit à quelques jours de repos, chaque mois, au moment de ses règles, et, de plus, au moment de l'accouchement, à un repos d'une durée suffisante pour sauvegarder sa santé future et celle de son enfant. Il est impossible de fixer d'avance, pour toutes les femmes, la durée de ce repos essentiellement variable suivant les cas particuliers et qui, par conséquent ne peut être établi que sur le vu de certificats médicaux.

Chacun sait que l'enfant vit avant de naître ; inclus dans la mère, il participe intimement à toutes les modifications de l'organisme maternel.

Ce que l'on se représente moins généralement, c'est la part qu'a le père dans la constitution du rejeton.

En réalité, celui-ci reproduit dans l'intimité de
ses tissus, les caractères de ceux du père et de la
mère en proportions variables, plus ou moins
modifiées, suivant des lois qui nous échappent
encore complètement.

Mais de plus, l'enfant rappelle souvent à un
degré plus marqué, le type d'un ancêtre paternel
ou maternel, comme si la similitude sautait une
génération.

En somme l'être qui naît est l'aboutissant des
générations dont il est issu ; et sa nature dérive
des modifications qui se sont produites à l'infini
dans l'organisme de tous ceux qui l'ont précédé.

Sa personnalité, distincte de celle des autres
hommes, repose sur cette hérédité.

L'hérédité n'est autre chose que la transmission aux descendants des caractères acquis par
les ascendants.

Telle variation de forme, telle modification
de tissus, qui se sera produite durant l'existence
d'un être vivant, se trouvera reproduite plus ou
moins exactement dans les générations qui en
seront issues.

C'est Lamarck qui, le premier, a affirmé la
possibilité de la transmission héréditaire des
phénomènes acquis ; c'est ainsi qu'il a expliqué
l'évolution progressive des espèces.

Hérédité paternelle

En dehors des modifications générales des tissus résultant de l'hérédité éloignée que le père qui les a reçues transmet à l'enfant, celui-ci subit encore celles qui auront été acquises par le père lui-même.

Les exemples n'en sont que trop nombreux et trop frappants.

Un père en puissance de syphilis, procréera un fœtus qui n'arrivera pas à terme, ou qui naîtra syphilitique, ou malingre, ou atrophié, ou déformé.

Un père alcoolique donnera naissance à des enfants s'élevant mal, offrant un terrain favorable à la tuberculose, présentant des tares nerveuses graves ; idiotie, épilepsie, instincts criminels, aberration des sens.

Un père atteint lui-même de maladies nerveuses caractérisées, léguera à ses enfants ces mêmes maladies ou d'autres de même famille.

Ces observations, si fréquentes chez l'homme, sont corroborées par les observations et les expériences sur les animaux et sur les plantes.

Les remarquables expériences de Féré en particulier ne laissent aucun doute sur la répercussion directe sur l'enfant d'une tare acquise par le père.

Il serait donc logique, si l'on n'envisageait que les seuls intérêts de la race, de n'admettre à l'honneur de la perpétuer, que les seuls hommes qui en représentent de beaux et sains échantillons comme font, pour les animaux, les éleveurs qui sélectionnent leurs sujets.

Trop de considérations diverses interviennent dans les relations humaines, et la liberté est un principe trop respectable pour qu'on puisse s'arrêter à cette idée, plutòt amusante, de choisir parmi les jeunes hommes des étalons seuls chargés de la reproduction. Il n'en reste pas moins une crainte dans l'esprit de celui qui connaît les phénomènes d'hérédité, en voyant combien les jeunes gens songent peu qu'ils sont destinés à être pères.

C'est un spectacle assez paradoxal qu'une jeune fille bossue, au naine, ou obèse, ou idiote, mais richement dotée, soit l'objet de demandes en mariage de tous les jeunes hommes alors que, faute de dot, mainte belle fille saine et bien conformée ne trouve pas d'épouseur dans sa classe sociale et, ayant été bien élevée, meurt vieille fille plutôt que de se marier hors de son rang.

D'autre part, il est infiniment regrettable que, avant de se créer une famille, le jeune homme, trop souvent dans nos sociétés modernes civilisées, dépense sa vie en excès de plaisir et de travail et ne transmette à sa descendance qu'un organisme plus ou moins avarié.

Dans la classe pauvre, le jeune homme, dès sa sortie de l'enfance passe ses journées mi-partie à l'atelier ou au bureau, mi-partie chez le marchand de vins, et les nuits aussi écourtées que possible dans une chambre exiguë, de telle sorte qu'il souffre constamment du manque d'air respirable, qu'il n'a pas d'appétit, se nourrit mal, ne se développe pas et s'alcoolise.

Puis il entre à la caserne ou dans la flotte ce qui est encore pire.

La caserne, avec les chambrées puantes où un troupeau d'hommes dorment, mangent, fument, crachent et vomissent, et où l'odeur de ce bétail humain se mêle à celui des armes graissées, des paquetages, des souliers et des harnachements.

La caserne, où l'homme est tantôt surmené par des journées et des nuits de service ininterrompu ; tantôt laissé dans une telle inactivité qu'il n'a d'autre ressource que d'aller boire jusqu'à l'ivresse complète pour échapper à l'ennui.

La caserne, où la propreté méticuleuse de tout ce qui paraît, les jours de revue, n'est obtenue qu'en dissimulant les immondices jusque dans les chemises ou les souliers des soldats, où l'homme ne se lave et ne se nettoie complètement que pour la visite de (santé), où l'homme est exposé à toutes les contagions aussi bien de la part du camarade qui couche à côté de lui, boit dans son quart et crache partout, que du fait des malheureuses filles qui vivent autour de la caserne et cultivent la clientèle spéciale du soldat.

Ceux qui ont accompli leur service militaire aux colonies en rapportent souvent en outre, la dysenterie, l'impaludisme ou l'anémie profonde et sont des vieillards à trente ans.

Après avoir accompli trois ans de service militaire, le jeune homme plus ou moins atteint dans sa force et dans sa santé, retourne à l'atelier, au bureau et chez le mastroquet, et reprend son existence antérieure. C'est alors qu'il songe à créer une famille.

Combien d'enfants ont, dans ces conditions, leur hérédité chargée d'alcoolisme, de syphilis, de tuberculose !

La pratique de nos hôpitaux parisiens ne nous le montre que trop.

Mais en dehors des grandes dystrophies classées, quelles anomalies, quelles imperfections se rencontrent dans les organismes de ces petits êtres, par suite de tous les troubles qui ont déformé, vicié les organismes paternels !

Il faut vivre dans l'intimité de nos ouvriers des villes et des campagnes pour l'observer.

Les jeunes gens des classes aisées de la société, ceux qui ne sont astreints ni au travail manuel, ni au service militaire proprement dit, et qui ne fréquentant pas les marchands de vins, paraîtraient devoir échapper à ces causes d'affaiblissement de l'organisme. Si cela était, ils représenteraient à la fois une élite intellectuelle et morale et une élite physique particulièrement désignée pour reproduire et perpétuer une race sélectionnée.

Il faudrait alors admirer la prévoyance d'une société organisée de telle sorte qu'une partie des hommes qui la composent serait chargée de veiller à l'entretien et à la sauvegarde d'une autre portion laquelle devrait servir dans les meilleures conditions, à la reproduction de l'espèce.

Mais ce but a-t-il été envisagé ? a-t-il été atteint par la division de la société en castes distinctes?

Ce sont plutôt de tristes échantillons de la race humaine que les jeunes fils de famille dont nous pouvons apprécier la pauvre anatomie dans les conseils de révision.

Ils sont issus de mariages souvent consanguins, en tous les cas entre gens du même milieu où la constitution s'est débilitée depuis des générations, quand ils ne sont pas le résultat involontaire d'une maladresse, ou d'un moment d'oubli.

Ils ont passé leur enfance débile en serre chaude, leur jeunesse dans leur pension. Ils échappent aux rigueurs du service militaire n'étant pendant dix mois qu'externes à la caserne; mais ensuite, mènent de vingt ans à trente cette existence exténuante qu'on s'étonne de voir supporter par leur frêle organisme, existence de travail (car c'est dans cette période que se fait leur position future, c'est le coup de feu du « *Struggle for life* ») existence de plaisirs, car, pour la première fois, ils jouissent alors de leur indépendance et ont tous les moyens de satisfaire tous leurs désirs, existence de devoirs sociaux, visites, bals, dîners, réceptions, pour lesquels il faut trouver un moment entre les heures de travail et celles de plaisir, entre le bureau et le cabaret où l'on soupe.

Ce temps est pris sur le sommeil qu'à cet âge on parvient à réduire à quatre ou cinq heures par nuit, sans s'en ressentir immédiatement.

D'ailleurs l'hydrothérapie au réveil, et une bonne nourriture, permettent de supporter momentanément ce surmenage de quelques années.

Mais l'usure ne s'en produit pas moins. Elle devient apparente aux approches de la quarantaine. A cet âge, une forte proportion des hommes appartenant à cette classe dirigeante ont les cheveux gris, les visages ridés, l'estomac paresseux, des attaques de goutte, du rhumatisme chronique. Ils prennent du ventre, sont obligés de se garder de tout excès, ne peuvent supporter ni une marche un peu longue, ni une mauvaise nuit, ni une journée entière de travail, ni un gros souci, ni une forte émotion, ce sont des vieux et souvent des vieux malades. C'est à ce moment et dans cet état qu'ils se marient et procréent,

Ce n'est en effet qu'à cette période de l'existence que, dans une carrière libérale, l'homme atteint toute sa valeur, récolte les fruits de son travail passé, tire parti des relations qu'il s'est créées, enfin arrive à occuper une belle position et à décrocher une grosse dot.

C'est donc seulement à ce moment que tout le convie à se reposer des fatigues de la vie de garçon, et qu'il consacre à sa femme et à ses enfants ce qui peut lui rester de vigueur, de santé et d'intelligence.

Ce reste est souvent fort peu de chose.

Les enfants naissent malingres, — dès leur première enfance ils offrent un tableau trop complet de « l'arthritisme », la diathèse de leur race.

Cette diathèse héréditaire, fréquente chez les peuples civilisés, se transmet de génération en génération, dans les classes riches, intellectuelles, avec la plus déplorable facilité.

Quelquefois ces petits arthritiques portent d'emblée une des grosses tares qu'on rencontre chez les adultes, ils ont le diabète, sont obèses, ont de l'asthme, la goutte, des migraines, de la gravelle.

Mais plus souvent, tout en n'ayant pas l'air de malades, ils présentent un ensemble de symptômes, de caractères qui révèlent à l'observateur exercé l'existence de la diathèse qui se développera en eux.

L'enfant arthritique, tantôt trop gras, tantôt trop maigre, est intelligent, mais mal équilibré. C'est ce qu'on a appelé un dégénéré supérieur; il est d'ailleurs plus ou moins nerveux, suivant que l'arthritisme a été plus ou moins croisé de névropathie. Lymphatique et anémique, l'enfant arthritique présente des souffles vasculaires accompagnés parfois d'un souffle à la base du cœur, des troubles vaso-moteurs émotifs, des alternatives de rougeur et de pâleur, des palpitations du cœur, quelquefois du ralentissement habituel du pouls.

Les filles deviennent facilement chlorotiques dans l'adolescence, les garçons ont, à cette période, de l'hypertrophie cardiaque de naissance.

Ces enfants s'enrhument facilement, sont sujets à l'affection dénommée « *Hay Fever* » aux saignements de nez périodiques, au faux croup, aux congestions pulmonaires et au rhumatisme à la suite du moindre refroidissement. Chez eux toutes les muqueuses des voies respiratoires sont d'une sensibilité extraordinaire. Les troubles digestifs sont très fréquents : perte ou perversion de l'appétit, goût pour des aliments ou des objets bizarres, tendance à la constipation, accès intermittents de fièvre de digestion, poussées d'inflammation de l'intestin avec expulsion de mucosités, de fausses membranes et de sable. Dans quelques cas, congestion du foie, jaunisse et hémorrhoïdes.

Le phénomène le plus frappant est le vomissement périodique qui se répète à intervalles réguliers plus ou moins éloignés et se caractérise par l'intolérance absolue de l'estomac pendant trois, cinq, huit jours ; cela commence brutalement et se termine avec la même brusquerie.

L'urine de l'enfant arthritique présente des caractères anormaux.

L'enfant urine souvent et en grande quantité ; l'urine est rouge, dépose dans le vase ;

quelquefois renferme déjà du sable et on peut
observer souvent de véritables coliques né-
phrétiques et toutes les conséquences des calculs
du rein.

L'urine renferme parfois du sucre et souvent
de l'albumine.

Chez les fillettes, on rencontre parfois de l'inflammation de la vulve qui guérit difficilement
et récidive fréquemment à la puberté, elles ont
des troubles menstruels, des douleurs de ventre,
des pertes, etc...

Au point de vue nerveux, tous ces enfants
sont excitables, agités. Etant nourrissons, ils
sont remuants, criards et sujets aux convulsions. Plus tard ils ont des terreurs nocturnes,
des migraines.

Ils ont en outre des maux de tête rebelles,
continus ou par crises, quelquefois accompagnés de crises neurasthéniques.

Les maladies de la peau sont fréquentes chez
eux, en particulier l'eczéma.

Ils ont des douleurs des membres, de la gêne
passagère des mouvements qui participent du
rhumatisme chronique et de la goutte. Telles
sont les misères au milieu desquelles s'écoulent
l'enfance et la jeunesse du jeune arthritique
en attendant que dans l'âge mûr il soit cloué au
lit par une des grandes manifestations de cette
diathèse qu'il a reçue de ses parents et qu'il
léguera à ses enfants, à moins qu'il ne se refasse
une constitution par une existence appropriée
et ne se marie avec une personne indemne de
la même tare.

Hérédité maternelle

Si la santé de l'enfant est influencée par celle du père, bien plus directe est la répercussion sur son organisme des troubles que peut subir la santé de la mère qui, pendant neuf mois, le porte dans son sein.

D'une part la mère transmet, comme le père, à l'enfant les modifications héréditaires ou acquises de sa nature. D'autre part après la procréation l'enfant vit de la vie de la mère et participe à tous les troubles de sa santé.

En envisageant le premier de ces points de vue, nous retrouvons beaucoup des desiderata que nous avons notés dans la manière dont vit le jeune homme dans nos sociétés civilisées.

Pauvre, la femme travaille relativement et quelquefois absolument plus que l'homme, qu'elle concurrence à l'atelier, à l'usine et au bureau. Toute jeune, elle s'occupe, en dehors de l'école, des soins du ménage à la maison, son appétit moins robuste ne lui permet pas de se contenter d'une nourriture grossière.

Elle se développe mal et quand arrive la formation, celle-ci provoque une série de troubles qui persitent quelquefois pendant toute sa vie.

Cependant elle continue son existence de labeur, malgré ses souffrances, et une fois occupée à un travail régulier elle ne devra pas l'interrompre un seul jour, sous peine de renvoi. Ses règles douloureuses, dont l'abondance l'épuise ou dont l'arrêt la rend malade, ne lui donnent pas droit à une journée de repos par mois.

Frêle et peu musclée, elle n'a ni le goût ni la possibilité de se livrer à aucun exercice physique en dehors du travail à la maison ou à l'atelier ; elle a un visage de petite vieille sur un corps de fillette. Le bassin, peu développé, ne permettra pas un accouchement normal, et le sang appauvri fera difficilement les frais d'une grossesse et d'un allaitement.

La poitrine étroite, dont toute la partie supérieure ne participe pour ainsi dire jamais à la respiration, renferme des poumons se laissant aisément pénétrer par les germes de tuberculose qui pullulent dans le milieu encombré où elle vit.

Les organes digestifs sont comprimés par le corset qu'elle ne quitte pas de la journée par coquetterie, et parce qu'on le lui impose pour paraître plus avenante au bureau ou au magasin.

La machine à coudre favorise les troubles des organes génitaux auxquels elle est sujette, et qu'entretient la négligence de tous soins hygiéniques.

En effet, une pudeur mal comprise s'oppose dans beaucoup de pays à ce que les jeunes filles, prennent pour ces organes, des soins de propreté plus nécessaires, cependant, que pour le visage.

Il s'en suit qu'elles sont sujettes, tout enfants,

à des vulvites, qui s'éternisent, favorisées par l'anémie, et qu'elles ont des flueurs blanches souvent pendant toute leur existence.

La métrite s'en suit presque fatalement, et la pauvre créature dont la vie génitale n'a été qu'une longue souffrance acceptera toute la série des opérations chirurgicales qui commence par le curettage et se termine par l'ablation de tous les organes. Elle sera à trente ans un être sans sexe, sans force, et toujours souffrant.

Tel est trop souvent le sort de l'ouvrière.

La jeune fille riche est-elle plus favorisée ?

N'étant pas soumise au dur labeur de celle qui doit gagner sa vie par un travail au-dessus de ses forces, ayant une nourriture appropriée à ses besoins, elle est dans de meilleures conditions de développement.

Mais les craintes de tout refroidissement, les règles strictes de la bienséance la font vivre enfermée et comme cloîtrée dans la maison maternelle. Les jeux violents lui sont interdits.

Elle ne pratique généralement aucun sport et ne fait aucun exercice.

Plus délicate, plus nerveuse, que l'enfant du peuple, elle a un appétit bizarre, irrégulier, un sommeil agité et est souvent la proie de son imagination surexcitée.

C'est surtout dans les pensions, qu'une hygiène mal comprise, l'ennui d'une vie de réclusion, une discipline trop stricte, la séparation du monde extérieur, produisent toutes sortes de troubles nerveux : hystérie, neurasthénie, quand elles n'entraînent pas l'anémie.

Voilà dans quelles conditions se trouve trop souvent la jeune fille qui va devenir mère. Mais cet acte qui est la principale destination de la femme est souvent redouté par elle, et esquivé autant que possible.

En effet, pour la travailleuse, la maternité est une charge, un surcroît de fatigues, et de travail, et entraîne la perte de sa place presque toujours si elle n'est pas mariée, souvent même si elle est mariée.

La jeune fille riche, qui a rêvé de bals, de plaisirs, fuit la maternité qui alourdit la taille, la rend laide, ridicule, aux yeux de ses amies de plaisirs et de ses adorateurs.

Dans quelles conditions se passera cette maternité, quand elle se produit ?

Si la fille est pauvre et non mariée, sa grossesse sera un désastre, le plus souvent elle la dissimulera tant qu'elle pourra en serrant son corset et en étouffant ses cris de douleurs.

Elle n'aura d'autre ressource que d'accoucher clandestinement chez une sage-femme, ou seule dans sa chambre, à moins qu'elle ne trouve une faiseuse d'anges qui la débarrasse pour un prix modique. L'ouvrière mariée n'a pas besoin de cacher son état, mais devra travailler jusqu'au dernier moment et reprendra son travail quelquefois huit ou dix jours après la naissance de l'enfant.

Les conséquences de cette fatigue pour l'enfant sont si évidentes qu'en présence de la mortalité énorme, les sociétés se sont préoccupées d'accorder un repos nécessaire à la femme qui accouche.

En Hollande (1), en Belgique (2), au Portugal (3), en Angleterre (4), le travail est interdit dans les quatre semaines qui suivent l'accouchement.

En Norvège (5), les femmes ne sont admises au travail des fabriques que six semaines après l'accouchement ; cet espace de temps pouvant être réduit à quatre semaines sur le vu d'un certificat médical.

La loi espagnole (13 mars 1900) n'interdit le travail que pendant les trois semaines qui suivent l'accouchement, mais prévoit la possibilité d'un repos avant.

Si une ouvrière demande un congé pour cause d'accouchement prochain, sa place lui sera réservée depuis le moment où elle aura fait sa demande jusqu'à trois semaines après l'accouchement.

Au Danemark la question a été posée en 1899

---

(1) Loi du 5 mai 1889.

(2) Loi du 13 décembre 1889.

(3) Loi du 14 avril 1891.

(4) Loi industrielle du 27 mai 1878, modifiée par la loi du 27 juin 1892.

(5) Loi du 26 août 1891.

N.-B. Tous les chiffres et documents cités à ce sujet sont empruntés à une étude du Dr Henri Thiroux.

en ces termes : « Les femmes devront cesser le travail une semaine avant et ne pourront le reprendre que quatre semaines après les couches » mais elle n'a pas été résolue.

En Suisse, l'article 15 de la loi fédérale du 23 mars 1877, porte que : avant et après les couches, il est réservé un espace de temps de huit semaines en tout, pendant lequel les femmes ne peuvent être admises au travail des fabriques.

Elles ne seront reçues de nouveau qu'après qu'elles auront fourni la preuve qu'il s'est écoulé six semaines au moins depuis le moment de leurs couches.

En Allemagne, la loi industrielle du 17 juillet 1878 interdit d'employer les femmes pendant trois semaines après leur accouchement ; la loi du 2 juin 1891 a porté ce délai à quatre semaines au moins et de plus, pendant les deux semaines suivantes, les femmes ne peuvent reprendre le travail que sur le vu d'un certificat médical.

La loi autrichienne du 8 mars 1885 et la loi hongroise du 21 mai 1884 interdisent le travail quatre semaines après les couches.

En France, M. de Mun fut le premier qui proposa, en 1888, une loi interdisant le travail aux accouchées pendant 4 semaines.

M. Waddington proposa, en juin 1888, l'article suivant qui fut repoussé par la Chambre : Les femmes employées dans les usines, manufactures, chantiers et magasins, ne pourront être admises au travail pendant les quatre semaines qui suivront leur accouchement. Le 8 juillet 1890,

M. Ferroul propose le texte ainsi modifié : Interdiction du travail pendant quatre semaines, dont vingt jours après les couches et huit jours avant.

Il ne fut pas accepté et ce fut la proposition Waddington que vota la Chambre en première lecture... pour finalement la repousser. Une troisième délibération eut lieu en 1892, et, malgré les efforts de MM. Dron, Paul Lafargue, Brousse, sans plus de résultats.

Enfin la loi de 1902, rapportée par M. Strauss (1) au Sénat, stipule que les femmes travaillant dans les usines, manufactures, chantiers et ateliers, ne peuvent être admises au travail dans la dernière quinzaine de la grossesse et dans les quatre semaines qui suivent l'accouchement.

Voilà quel a été le principal résultat de la conviction qui a pénétré l'esprit des législateurs du danger du travail au moment des couches pour la mère et pour l'enfant.

Ces règlements font peser toute la charge qui résulte de la cessation de travail de la femme sur la pauvre malheureuse qu'ils sont censés défendre et qu'ils privent de son salaire.

La société mise dans la nécessité ou de dimi-

---

(1) Paul Strauss. — *Dépopulation et puériculture.* P. Charpentier 1901.

Paul Strauss. — *L'enfance malheureuse.* Charpentier.

nuer la valeur de rendement de ses ouvrières et de ses futurs ouvriers, ou de la sauvegarder, moyennant un sacrifice pécuniaire immédiat, a essayé d'échapper à ce dilemme en décrétant que l'ouvrière qui accouche est tenue de veiller, à ses propres frais, à ce que sa santé n'en souffre pas non plus que celle de ses enfants.

Remarquons d'abord : que ces délais de trois ou quatre semaines, qui s'étendent seulement aux suites des couches, sauvegardent imparfaitement la santé de la mère et encore moins celle de l'enfant ; que les lois physiologiques se prêtent mal à cette fixité de durée, et que, si certaines femmes saines et vigoureuses, ayant eu une grossesse parfaite, un accouchement normal et facile, peuvent, souvent sans inconvénient, se lever et reprendre leur existence habituelle au bout de dix à douze jours, pour d'autres femmes, au contraire, qui se sont trouvées dans de mauvaises conditions, ce n'est que par un repos d'un mois et plus qu'on évitera les troubles ultérieurs qui résultent du déplacement des organes génitaux internes et qui font de la femme une éternelle souffrante.

Remarquons ensuite que, suivant les pays, c'est seulement l'ouvrière d'usine qu'il faut ménager, ou au contraire toutes les salariées.

Dans quelques pays, on s'intéresse aux femmes qui travaillent dans les magasins. En France, M. Strauss ne les fait pas figurer dans son rapport.

Sur quelle base repose la distinction entre catégories favorisées ou non ?

Est-ce sans inconvénient que de jeunes femmes qui viennent d'accoucher seront tenues sous peine de renvoi, de reprendre dans le plus bref délai leur place derrière un comptoir dans un grand magasin de nouveautés et leur besogne debout, dix heures durant, sans avoir le droit de s'asseoir.

Et les employées de bureau qui remplissent le rôle d'un organe de machine, d'un engrenage, transmettant à la voisine de droite le mouvement reçu de celle de gauche, passivement et sans arrêt ?

On comprend quelle perturbation se produit si quelques-uns de ces rouages viennent à manquer et pourquoi aucun législateur n'a eu l'imprévoyance de reconnaître à ces êtres-machines le droit de manifester leur nature vivante et humaine en prenant le temps de se reposer après les couches.

C'est donc dans un pauvre ventre de femme anémiée et débile que se formera le malheureux être conçu par cette mère, qui ne doit jamais abandonner le corset. Jusqu'au dernier jour, elle supportera sans broncher les mouvements du fœtus, les douleurs de reins, les nausées et les étourdissements qui l'empêchent de se nourrir, et dès qu'après des couches difficiles qui ont déchiré tout son corps misérable, elle aura la force de se lever de son lit de douleurs, elle reviendra, un peu plus pâle, un peu plus maigre, un peu plus vieillie, un peu plus déformée, prendre sa place, entre sa voisine de droite et celle de gauche pour assurer le fonctionnement de la machine administrative dont elle a l'insigne honneur de faire partie.

Elle entendra alors le chef de bureau, rouage supérieur, lui exprimer froidement combien son absence a apporté de gêne et de supplément de fatigue dans tout le personnel et lui laissera entendre qu'une récidive entraînerait le renvoi.

Il a raison ; une banque, une administration, ne sont pas des établissements de puériculture. Ils ont besoin d'employées pour exécuter les fluctuations qui se produisent dans la fortune des rentiers, ils n'ont pas charge de favoriser la repopulation.

Mais admettons que, dans tous les pays civilisés, soit voté l'article premier d'une loi reconnaissant, le plus largement du monde, le droit de se reposer le temps nécessaire avant et après les couches, à toutes les employées, à toutes les ouvrières.

L'employeur ne pourra plus les renvoyer pour cette absence. N'aura-t-il pas le droit de profiter du moindre manquement au service quelques mois après, pour se débarrasser de la « trop bonne pondeuse » ? N'est-ce pas ainsi qu'on agit vis-à-vis des ouvriers qui ont un « mauvais esprit », qui ont été des « meneurs » dans une grève, qui sont conseillers municipaux, socialistes, francs-maçons ou membres du bureau du syndicat ouvrier.

On les a renvoyés pour leurs opinions sociales ? pas du tout, on ne s'occupe que de leur travail à l'usine, de la manière dont ils accomplissent la besogne pour laquelle on les paie.

Et ils sont arrivés plusieurs jours de suite cinq minutes en retard. Ils ont parlé au lieu de travailler : un patron a bien le droit de veiller à ce que le bon ordre règne dans son usine et que la consigne, librement acceptée par l'ouvrier qui se fait embaucher, soit exécutée ponctuellement.

Et de fait l'Etat ne peut rien dans le contrat entre l'employeur et l'employé, celui qui paie et celui qui est payé.

L'un trouvera toujours qu'on n'en fait pas assez, l'autre qu'il en fait trop. Chaque fois que l'un se sentira le plus fort de par les circonstances, il en profitera pour imposer à l'autre ses conditions. C'est la doctrine de l'offre et de la demande qui règle ces variations, c'est la thèse des économistes dont la justice est absolument évidente... en principe, entre les deux partis opposés. Il reste seulement à établir qu'avant de laisser se débrouiller les deux partis intéressés en sens inverse, on accorde à chacun d'eux des droits égaux et qu'on n'ajoute pas à la puissance pécuniaire et sociale de l'un d'eux l'appui de toutes les forces organisées.

Tant qu'on n'aura pas donné ainsi un terrain égal aux deux combattants, il sera facile de prévoir la victoire fatale de l'un d'eux.

La thèse des économistes est donc un agréable

sophisme et les timides tentatives philanthropiques des législateurs condamnées d'avance à l'insuccès.

Cela est démontré par les faits :

Ainsi, dans les pays d'Europe, où nous avons vu la loi « exiger » le repos de trois ou quatre semaines après l'accouchement, les intéressées sont les premières à chercher à esquiver la loi.

Mme Lucy Deane, inspectrice des fabriques en Angleterre, dit, dans une lettre adressée à M. Louis Frank, le 24 juin 1877 : « J'ai le regret de vous apprendre que la disposition du Factory Act, qui protège les accouchées, présente de minimes possibilités d'application ; on n'a pas encore trouvé le moyen ici, de donner à cette prescription légale une sanction efficace. »

M. Louis Frank fait la même affirmation pour la Belgique.

Ce n'est pas sans inquiétude que nous nous demandons quelle sanction efficace, on pourrait appliquer.

Nous savons bien que toute loi comporte une sanction, que la prison fait suite au palais de justice et que le bicorne du gendarme est une transformation du bonnet phrygien.

Mais en l'espèce, va-t-on donner le choix à l'accouchée ou du repos forcé sans pain chez elle, ou de la prison où elle sera nourrie aux frais de l'Etat ?

Nombre d'entre elles choisiraient la dernière solution.

On ne peut supposer que ce soit contre les

patrons qu'on sévirait en cas de non application de la loi, parce qu'il leur serait trop aisé de se récrier qu'ils ont engagé à maintes reprises l'ouvrière à se reposer, que c'est elle qui a voulu conserver sa place à l'atelier.

Enfin qu'ils ne sont pas tenus de faire examiner les ouvrières pour savoir quand elles vont accoucher ou depuis quand elles sont mères.

Dans quelques pays, on a compris que le seul moyen de permettre aux femmes de se reposer au moment des couches, c'était tout bonnement de leur en fournir les moyens.

En Allemagne, où les règlements d'assistance témoignent d'une juste compréhension des réels intérêts de la société, la loi du 13 juin 1883 sur l'assurance contre la maladie, revisée et améliorée par les lois du 28 mai 1885 et du 10 avril 1892, contient deux articles (20 et 21) qui stipulent, pendant quatre semaines au moins après la délivrance, une indemnité qui pourra être prolongée pendant encore deux semaines.

L'indemnité comprend : les soins gratuits du médecin, les médicaments et les soins usuels.

Pour chaque jour, un secours en argent égal à la moitié du salaire quotidien, en tant que ce salaire ne dépasse pas trois marks 75. Il est payé à la fin de chaque semaine.

D'après la loi de 1883, les secours de couches n'étaient dus qu'aux femmes légitimes ; depuis 1890, les femmes « illégitimes » peuvent en bénéficier.

Le chiffre des indemnités accordées a été constamment en augmentant : il est passé de 824,000 francs, en 1885, à 1,143,000 francs, en 1889, et à 2,713,000 francs, en 1897. Nous ferons remarquer que ces chiffres ne se rapportent qu'aux accouchées bien portantes ; celles qui sont malades continuent, comme les malades ordinaires, à toucher l'indemnité pendant treize semaines au moins, à partir du commencement de la maladie.

Les lois autrichienne et hongroise prévoient la gratuité des soins médicaux et des médicaments et une indemnité égale à la moitié ou à 60 o/o du salaire, même à l'assurance maladie.

En France, l'article 3 du rapport de M. Strauss dit : « toute femme enceinte (privée de ressources), reçoit les secours nécessaires, à domicile ou dans un établissement hospitalier. » Ainsi, la loi ne s'occupe que des seules indigentes.

D'autre part depuis la fin de l'année dernière, dans plusieurs départements, le conseil général a organisé un service d'assistance à domicile aux femmes nécessiteuses en couches.

Il comprend :

Le don d'un trousseau de maternité, c'est-à-dire pour la mère les linges et médicaments nécessaires. Pour l'enfant une layette, les médicaments et les soins gratuits.

Les dépenses sont supportées, partie par le département, partie par les communes.

Il est indiqué qu'en dehors des femmes qui figurent sur les listes d'indigents dans chaque commune « seront considérées comme nécessiteuses et par conséquent appelées à bénéficier de ces dispositions toutes les femmes qui, n'étant pas classées parmi les indigentes sont cependant jugées par le maire de la commune temporairement nécessiteuses du fait de leur grossesse et à qui l'hospitalisation gratuite serait accordée pour la période de l'accouchement si elles en faisaient la demande.

En résumé, dans la plupart des pays d'Europe, on a légiféré pour ordonner aux femmes de se reposer avant ou après les couches. Dans la plupart, on leur a laissé le soin d'en trouver le moyen. Dans les rares pays comme les pays allemands, où on a songé à leur fournir ce moyen, il a été trouvé dans l'assurance maladie c'est-à-dire dans une cotisation versée partie par l'Etat, partie par le patron, partie par l'ouvrière elle-même.

C'est certainement la moins mauvaise solution, encore faut-il admettre que l'ouvrière n'ait pas eu de chômage et ait pu entretenir son assurance.

En France, on ne pratique pas l'assistance, mais on est charitable. — Qu'un travailleur arrive péniblement à payer tout ce dont il a besoin pour vivre et faire vivre sa famille, aucune organisation ne lui vient en aide.

Mais que, par découragement ou par calcul, il cesse de payer ce qu'il doit, alors la charité publique se manifeste en l'inscrivant au bureau de bienfaisance et en lui permettant quelquefois de vivre sans rien faire.

De là le grand nombre de mendiants professionnels, d'oisifs, qu'entretiennent, en dehors des bureaux de bienfaisance, les personnes riches dites charitables, les couvents, les congrégations et les églises des différents cultes.

Pour avoir droit à ces bienfaits, deux qualités sont requises : 1° se présenter comme indigent, c'est-à-dire faire montre de pauvreté, étalage de misère et de saleté ; 2° n'avoir pas une parole de révolte, pas un cri de colère contre un ordre de choses qui permet qu'on ne puisse gagner sa vie en travaillant, mais accepter cette situation comme normale, comme toute naturelle, avec l'humilité qui convient à un être destiné à l'infériorité, enfin exprimer l'espoir d'en être récompensé dans une autre vie concurremment avec le riche qui vous donne un peu de son superflu.

Donc nul étonnement que, parmi les accouchées, seules les indigentes soient l'objet des préoccupations de l'Etat, des départements et des communes.

Cependant, la mère déjà chargée de famille mais non classée comme indigente, qui a honte de mendier tant qu'elle peut fournir de la pâtée à ses petits, accouchera comme elle pourra et paiera comme elle pourra : linge, médicaments, sage-femme et médecin.

Dans le projet d'assistance départementale aux accouchées, on fournit gratuitement aux

indigents des layettes, du linge, des médicaments et des soins. Les organisateurs qui se
font gloire de leur initiative humanitaire et qui
en bénéficieront tôt ou tard, n'hésitent pas à se
procurer au plus grand rabais possible les divers
avantages qu'ils offrent à l'accouchée.

On accorde la fourniture du trousseau à un
grand magasin qui soumissionne à un prix in-
vraisemblable de bon marché, pour s'attirer la
clientèle bien pensante, et c'est aux dépens des
commerçants de chaque commune qui paient
comme contribuables leur part des frais d'achat.
Les médicaments sont de même fournis en gros
par une droguerie connue pour un ou plusieurs
départements qui ne manquent cependant pas
de pharmaciens payant patente.

Quant aux honoraires médicaux : 20 fr. pour
le médecin et 10 fr. pour la sage-femme paraissent amplement rémunérer les soins qu'ils
doivent donner à la mère pendant sa délivrance
et ensuite à la mère et à l'enfant.

Les honoraires sont généreusement portés à
25 et 15 fr. si l'accouchement a lieu hors de la
commune où résident le médecin ou la sage-
femme.

Cette organisation a donc pour résultat de
venir en aide aux seules indigentes ou à celles
qui se feront passer pour telles et cela principalement aux dépens du commerce local, des médecins, des sages-femmes et pharmaciens, sans
qu'il en coûte presque rien au public.

De cette façon, celui-ci se montre très satis-

fait d'avoir accompli, presque sans bourse dé-
lier, un acte de philanthropie dont on se glorifie
dans les professions de foi et réunions électo-
rales et pour lequel on décore quelques hommes
en vue.

Il était utile de montrer le vice d'une telle
méthode.

Elle est fatalement stérile parce qu'elle
repose sur l'exploitation de quelques membres
de la société par la majorité et que tôt ou tard
la minorité consciente de l'injustice commise
envers elle refusera de la supporter plus longtemps ; cette organisation est également vouée
à l'impuissance parce qu'elle fait considérer la
distribution des secours comme un don gra-
cieux, quoi qu'elle en dise, alors que les intéressées ont conscience qu'elles y ont droit.

Il serait grand temps que la charité fît place
à la solidarité, que les œuvres dites philanthropiques soient considérées comme des œuvres
d'assistance. La société devrait reconnaître
qu'elle n'est pas libre d'accorder gracieusement
quelques subsides en échange d'un remercie-
ment, mais qu'elle a le devoir d'aider ceux de
ses membres qui en ont besoin à supporter le
fardeau trop lourd d'une misère, dont l'organisation sociale est seule coupable.

Ce serait accomplir une œuvre de justice, ou
plus exactement une réparation d'injustice, et
comme le fondement de cette injustice repose
sur l'ordre social en entier, ce sont ceux qui en
bénéficient qui devraient supporter les charges

de cette réparation dans la mesure de leurs trop grands profits.

Nous avons ainsi suivi l'enfant qui va naître à travers les générations qui l'ont précédé jusqu'à sa conception ; nous avons vu quelles influences diverses ont, sur ce long parcours, agi sur lui.

Influences, dénommées dans leur ensemble : héridité, qui tiennent à sa race, à la constitution et au mode de vie de ses ascendants et d'où dérive sa personnalité.

Influences plus immédiates des divers assauts qu'a pu subir la santé de son père et de sa mère et dont il peut apporter en naissant les traces sous forme d'anomalies diverses.

Influences encore plus proches de la gène qu'a éprouvée la mère à mener à bien sa grossesse soit par suite de misère, soit par suite de sacrifices aux lois sociales ou aux plaisirs.

Malgré tous ces obstacles à son développement normal, l'être humain s'est formé, le fœtus est arrivé à terme, l'enfant naît.

Nous allons maintenant examiner le milieu dans lequel vivra désormais de sa vie propre cet être pourvu de caractères acquis définitivement. Et nous ne le quitterons que lorsqu'il sera parvenu à l'adolescence. Nous allons voir comment, dans cette période de l'enfance, il réagira sous les diverses influences, quelles sont celles qui lui sont favorables et celles qui s'opposent à son développement normal.

L'individu étant le résultat de ces deux facteurs : d'une part l'hérédité, et d'autre part l'éducation, qu'on peut entendre sous le nom d'hygiène de l'enfance.

CHAPITRE II

Hygiène de l'enfant au moment de l'accouchement.

Sommaire :

La propreté habituelle des organes génitaux de la femme et une toilette spéciale de ces parties au moment de l'accouchement constituent des soins aussi indispensables à l'enfant qu'à la mère. — C'est grâce à eux qu'on peut éviter l'ophtalmie des nouveau-nés, maladie qui atteint gravement la vue d'un grand nombre d'enfants, d'une façon irrémédiable. — Il serait donc bien nécessaire de réformer les habitudes défectueuses et de détruire les préjugés qui règnent actuellement à ce sujet.

L'asepsie des voies génitales de la parturiente n'est pas moins nécessaire à l'enfant qu'à la mère.

Les muqueuses de l'enfant peuvent en effet être infectées au passage — et c'est là notamment l'origine de l'ophtalmie des nouveau-nés.

Toutes les mères et toutes les nourrices connaissent et redoutent cette maladie qui apparaît vingt-quatre ou quarante-huit heures après la naissance sous forme d'un petit écoulement d'abord clair, puis épais et purulent à l'angle interne de l'œil de l'enfant.

Au réveil, les paupières sont agglutinées et quand on les sépare, une forte goutte d'humeur quelquefois rougeâtre s'écoule de l'œil qui, si on peut bien le regarder, apparaît rouge et sillonné de vaisseaux.

C'est à juste titre que les mères s'en effraient car, par la suite, si la suppuration n'est pas arrêtée, on peut assister à la fonte purulente de l'un ou des deux yeux.

Si elle est arrêtée plus tôt, la maladie peut guérir, mais en laissant sur l'œil malade des cicatrices plus ou moins étendues, sous forme de taies qui agissent comme des diaphragmes pour empêcher de voir les objets devant lesquels elles s'interposent. — Mais si les craintes des mères et des nourrices sont justifiées, les causes auxquelles elles attribuent la maladie en général sont absolument erronées et le traitement qu'elles appliquent insuffisant ou dangereux.

L'opinion encore malheureusement répandue c'est qu'un coup d'air a causé tout le mal ; donc on lave à l'eau chaude l'œil malade, on ferme les rideaux du berceau plus hermétiquement que jamais et on évite de regarder l'œil.

Plus tard seulement, quand il en coule franchement de l'humeur et surtout si elle est sanguinolente, on court chercher le médecin.

A ce moment, il est trop tard ; il y a déjà des lésions irrémédiables produites. — Si cette ignorance des véritables causes de la maladie et de son traitement efficace est compréhensible chez les mères, elle l'est moins chez les sages-femmes qui, par leur pratique, contribuent plutôt à aggraver le mal.

Il est fréquent, presque général, surtout dans les campagnes, de voir la sage-femme appelée auprès d'une parturiente, arriver armée d'un citron. — Cet objet constitue d'ailleurs, avec une paire de ciseaux de couturière suspendus par un cordon noir à sa ceinture, tout l'outillage qu'elle considère comme indispensable à un accouchement. — Les ciseaux serviront successivement et sans aucun nettoyage à couper des bandes d'ouate en petits carrés réguliers, le cordon ombilical et enfin les ongles de l'enfant.

Quant au citron dont l'usage paraît mystérieux, on le destine à en exprimer quelques gouttes dans l'œil de l'enfant. Le résultat de cette pratique est que, si l'œil n'est pas infecté, il est néanmoins irrité par le jus de citron et que l'écoulement qui en résulte joint à la rougeur et à la douleur font craindre pendant quelques jours une véritable ophtalmie purulente qui n'existe pas, — que si au contraire l'œil est infecté, le jus de citron ne le désinfecte pas et empêche seulement la mère qui s'y fie, de faire appeler le médecin en temps utile.

Cette maladie encore si fréquente, si tenace et si grave, puisqu'elle peut entraîner la perte définitive de la vision, n'a été efficacement combattue que depuis qu'on agit en vue d'en supprimer la cause première — en faisant une toilette soignée des organes génitaux de la mère que la tête de l'enfant aura à parcourir.

Ces précautions sont plus efficaces que le traitement qu'on peut faire une fois la maladie déclarée.

Mais si, faute de soins préventifs, les yeux de l'enfant commencent à rougir, vingt-quatre ou quarante-huit heures après la naissance et à secréter une sérosité qui devient rapidement purulente, il faut recourir de suite aux attouchements antiseptiques.

On a employé dans ce cas la plupart des antiseptiques : le sublimé, le permanganate de potasse, le nitrate d'argent ont donné de bons résultats.

Pour notre part, nous accordons la préférence au protargol.

Ce sel organique d'argent joint à ses propriétés éprouvées l'avantage de n'être toxique, pour ainsi dire, à aucune dose, et en fait, donne de bons résultats.

Mais il ne suffit pas de s'armer d'un bon antiseptique, il faut le faire pénétrer dans tous les points infectés ; il faut, en outre, des précautions minutieuses pour ne pas contaminer des points qui sont encore indemnes.

Voici à ce sujet un résumé de la pratique à suivre :

Si les deux yeux sont atteints, se munir de deux paires de petits pinceaux de blaireau, préalablement passés à l'eau bouillante et marqués de signes distinctifs pour chaque œil.

Avec l'un des pinceaux, on humecte d'eau bouillie chaude d'abord le bord des paupières pour les décoller puis on enlève la majeure partie des sécrétions.

Avec l'autre, imbibé de protargol, on fait le tour des culs-de-sac de la conjonctive — après chaque opération, comme avant, passer les pinceaux à l'eau bouillante.

L'enfant doit être maintenu dans l'obscurité la plus complète possible et les yeux constamment recouverts d'un pansement humide.

Tel est le traitement qui permet de lutter contre la maladie déclarée — mais il est plus utile de la prévenir.

C'est dans ce but qu'il serait urgent de répandre dans le public ces notions de propreté indispensables à la femme en couches qu'ignorent encore à notre époque nombre de sages-femmes.

Mais comment enseigner la nécessité de la propreté des organes génitaux aux jeunes femmes? par qui? par quel moyen?

C'est aux jeunes filles, aux enfants, à l'école que cet enseignement devrait se donner comme base de leur apprentissage de futures mères et comme habitude indispensable d'hygiène.

Quelles clameurs une telle proposition va-t-elle susciter! attirer l'attention des jeunes filles vers ces organes honteux!

C'est une obscénité!!

N'insistons pas, persuadés que pour obtenir cette réforme indispensable à la santé de la jeune fille, de la mère et de ses futurs enfants, c'est la base même de toute notre éducation actuelle qu'il faudrait renverser.

Contentons-nous de remarquer qu'en dehors des pays catholiques, tout au moins dans les classes aisées de la société, les jeunes filles anglaises, suédoises, hollandaises, par exemple, sont habituées à ne pas considérer comme un péché de tenir en état de propreté leurs organes génitaux, tout aussi bien que les autres parties de leur corps — et que cette habitude ne les prédispose pas à moins de continence que les jeunes filles pieusement sales de France, d'Italie ou d'Espagne.

En tous les cas, la vue et quelquefois la vie des jeunes enfants dépend de cet état de propreté — par quelque moyen et à quelque moment qu'on parvienne à l'apprendre à la future mère, on lui doit de le lui faire connaître.

C'est ce que nous essaierons de faire bientôt en traitant la question à fond dans notre prochain livre de l'hygiène de l'enfance, intitulé « Education sexuelle », qui paraîtra peu après l' « Education ».

CHAPITRE III

HYGIÈNE DE L'ENFANT AU MOMENT DE SA NAISSANCE

Sommaire :

L'examen, le premier nettoyage, l'habillage de l'enfant
qui vient de naître doivent être faits, autant que
possible, par le médecin. — Il en profitera pour faire
adopter, s'il le peut, des vêtements plus pratiques
que ceux qui sont actuellement en usage. — Il veil-
lera à ce que l'enfant soit de suite couché dans un
lit spécial et, si cela est possible, dans une chambre
séparée. — Il recommandera de ne jamais le bercer
et de ne pas trop le vêtir.

Quelqu'attention qu'on ait mise à maintenir
les voies génitales de la mère en parfait état de
propreté pour éviter la contamination des muqueuses de l'enfant au passage — il est cependant nécessaire de doubler ces précautions par
un nettoyage complet de l'enfant lui-même dès
qu'il est né.

Mais ce nettoyage ne s'entend pas à la manière
des gardes qui débarbouillent avec la même
éponge retrempée constamment dans la même
eau, les diverses parties du corps de l'enfant. —
Mieux vaudrait s'abstenir de tout lavage que de
procéder de cette façon, dont le résultat est de

transporter inévitablement la saleté de la tête au derrière de l'enfant et réciproquement.

Il est du devoir du médecin de diriger et même, si l'état de la mère ne retient pas momentanément toute son attention, de pratiquer lui-même la première toilette du bébé devant la garde, la mère ou la nourrice qui devront, ensuite, autant que possible, suivre la même manière d'agir.

Cette opération lui permet en même temps d'examiner avec soin le bébé. On aura préparé d'avance, d'une part, de l'eau bouillie qui aura été conservée dans le récipient (de préférence une casserole émaillée) dans lequel on l'aura fait bouillir au moins vingt minutes et recouvert.

D'autre part, on se sera muni de plusieurs paquets de coton hydrophile non ouverts et d'aussi petit volume que possible pour que si l'un d'eux se trouve sali, on puisse, sans grande perte, le jeter.

Le médecin se lave et brosse les mains à nouveau et plus soigneusement que jamais, puis après avoir découvert le récipient d'eau bouillie, à l'aide de tampons d'ouate successivement trempés dans cette eau, il nettoie d'abord les yeux de l'enfant et les inspecte, puis le nez, la bouche, les oreilles qu'il débarrasse minutieusement de leurs mucosités, puis les parties génitales et l'anus et s'assure en même temps de leur conformation. Après chaque attouchement, le tampon de ouate est jeté et avant d'en prendre un nouveau, le médecin se passe les doigts dans une cuvette renfermant une solution de formol à 10 o/o ou de sublimé à 1 pour 1000, puis se les rince dans une cuvette contenant de l'eau bouillie. Tout cela doit être fait et peut l'être très rapidement : en cinq minutes au plus, pour que l'enfant ne se refroidisse pas.

Il est d'ailleurs bien entendu que la chambre doit être chauffée à une température de 20 à 25 degrés, aussi bien pour la mère qui frissonne toujours après l'accouchement que pour l'enfant qui est habitué à la température du corps de la mère.

L'examen du corps de l'enfant se poursuit rapidement par l'inspection des doigts, des fontanelles et de la colonne vertébrale, puis l'enfant est mis dans un bain à 35 degrés, et dans ce bain on débarrasse la peau par des frictions légères et avec une solution de bois de Panama, de l'enduit dont tout le corps est revêtu.

Après ce bain, on remarque plus aisément les taches, envies, malformations cutanées qui peuvent se rencontrer chez l'enfant dès sa naissance, puis on le pèse sur un lange de poids connu.

On procède alors à l'habillage de l'enfant ; à ce point de vue, les usages reçus sont répréhensibles à beaucoup d'égards.

Les nombreuses pièces de vêtements dont on affuble l'enfant ont l'inconvénient d'être difficiles à passer dans les membres si frêles et si mous, d'où une perte de temps pendant lequel l'enfant peut se refroidir.

Dès que l'enfant s'est sali, il faut répéter la

même opération ; ou pour épargner du temps, ou bien, ce qui arrive souvent, faute d'un trousseau suffisamment garni, on ne change que les couches et on laisse à l'enfant une chemise et une brassière sales et mouillées. En outre, c'est un supplice pour le petit être dont la peau est si fine et dont les membres n'ont encore été enserrés dans aucun lien, de se sentir les aisselles coupées par les emmanchures, les jambes prises et étroitement ligottées par le maillot qui leur interdit tout mouvement.

C'est le premier et rude apprentissage des nombreux obstacles que rencontrera sa nature dans le cours de son existence, du fait des lois que l'homme s'est bénévolement imposées.

De toutes ces lois, il n'en est pas de plus absurde et de plus préjudiciable que celle qui oblige à transformer en une sorte de momie un pauvre petit être qui, jusque là, s'est développé librement et qui a plus que jamais besoin de continuer.

Le spectacle était aussi intéressant que pitoyable des divers exemplaires de ces petites momies que nous avons pu observer à l'Exposition universelle de 1900.

Les uns étaient ligottés du cou aux pieds dans des bandelettes qui en formaient un très joli petit paquet, facile à accrocher à un clou au mur, pour la tranquillité des parents ; les autres présentaient un autre mode de coercition, par une pièce d'étoffe de laine épaisse qui ne permettait pas aux membres le plus léger mouvement. La plupart des mères qui ont visité cette section de l'Exposition se sont exclamées sur la bêtise des parents de cette époque qui ne remonte pas d'ailleurs bien loin, mais elles ne se rendaient pas compte que leurs habitudes actuelles ne constituent pas un progrès bien sensible.

On obtient dans les villes et dans les pays les plus civilisés que le maillot soit laissé lâche aux pieds et n'enserre pas étroitement les jambes. L'usage anglais de la couche culotte s'est répandu, c'est évidemment un peu plus de liberté consentie aux mouvements des jambes de l'enfant.

Mais au lieu de mesurer si parcimonieusement cette liberté, ne serait-il pas préférable de l'accorder sans restriction?

Une grande robe de flanelle, ou de molleton très large dépassant en longueur de trente centimètres au moins les pieds de l'enfant, coulissée dans le bas, fermée au cou par des boutons avec des manches larges également boutonnées aux poignets constituerait l'unique vêtement agréable et commode du bébé.

Rien n'empêcherait d'ailleurs de la doubler intérieurement de fine toile, ou de batiste, de l'orner extérieurement d'autant de bouffants et de rubans que le désirerait la vanité des parents pour manifester leur situation de fortune.

L'enfant est vêtu, il faut immédiatement le coucher.

Il est très mauvais à tous égards de le coucher

dans le lit de la mère. Celle-ci doit garder la position allongée sur le dos, la tête basse.

Si l'enfant est près d'elle, elle aura constamment le désir de regarder son enfant et se retournera ou se soulèvera pour cela, elle s'émotionnera si l'enfant crie et n'aura pas le repos qui lui est nécessaire.

En outre, il peut y avoir contact des doigts ou du visage de l'enfant avec quelqu'une des lochies qui sortent des organes génitaux de la mère et nous avons vu des abcès de l'enfant qui n'avaient pas d'autre cause.

L'enfant doit être couché seul dans son lit ; ce lit peut être en forme de berceau mais non de berceau mobile, servant à bercer, mouvement dont l'utilité nous paraît encore à trouver mais dont les inconvénients sont évidents.

L'habitude de secouer un enfant parce qu'il crie est parfaitement déraisonnable ; l'enfant crie parce qu'il a froid, parce qu'il est mouillé, parce que ses vêtements le gênent, parce qu'il a soif ou parce qu'il a des coliques, en tous les cas parce que quelque chose l'affecte désagréablement.

Il faut chercher la cause de son ennui pour la faire disparaître si possible, mais ne pas se contenter de l'endormir par le bercement tout en le laissant mouillé ou avec une épingle qui le pique. L'enfant qui a l'habitude d'être bercé, le réclamera à chaque instant et il faudra perpétuellement ou l'agiter ou le tenir dans les bras.

Couché dans son lit, l'enfant sera recouvert

suffisamment pour avoir chaud, une boule d'eau chaude sur chaque côté et une aux pieds. La tête sera laissée nue et le lit sera tourné de façon à ce que l'enfant n'ait pas la lumière du jour devant les yeux.

Placé bien à l'abri des courants d'air dans une chambre chaude qui, si c'est possible, ne sera pas celle de la mère, l'enfant n'a plus besoin que d'un peu de surveillance et d'un peu d'eau bouillie légèrement sucrée pendant les premières douze heures.

C'est après ce laps de temps, pendant lequel l'enfant urine et expulse souvent les résidus de sa nutrition intra-utérine : le méconium — qu'il va s'agir de l'alimenter. Question capitale que nous allons maintenant examiner.

CHAPITRE IV

HYGIÈNE SPÉCIALE DES ENFANTS DÉBILES

Sommaire :

Les débiles ne sont pas fatalement condamnés à ne pas vivre. — Ces enfants qui viennent au monde avec un poids et une température au-dessous de la normale sont : ou héréditairement débiles, ou malades, ou des jumeaux ou des prématurés. — Dans tous les cas ils exigent des moyens spéciaux et des précautions particulières. — On peut les élever, à la condition de les mettre, le plus tôt possible, dans une couveuse qui remplace, en quelque sorte, pour eux l'organisme maternel.

Les enfants qui viennent au monde débiles réclament une hygiène et des soins spéciaux : c'est le cas des prématurés, c'est-à-dire des enfants nés avant terme ; c'est aussi souvent celui des enfants jumeaux, le poids de ces enfants étant en général au moment de la naissance, inférieur à la moyenne ; enfin c'est le cas d'enfants victimes d'une hérédité pathologique (syphilis, tuberculose, alcoolisme, etc.) qui, sans avoir transmis à l'enfant la maladie de l'ascendant a retenti

sur la constitution du petit être en la rendan
plus frêle.

Tous ces enfants présentent à leur naissance
deux des phénomènes caractéristiques sui
vants :

Leur poids est inférieur à la moyenne.

Leur température est inférieure à la moyenne

Tels sont les deux faits essentiels, faciles
constater, mais qu'il est nécessaire de constate
d'une façon précise et certaine.

Il faut peser tous les enfants à leur nais
sance, parce qu'il est bon de se rendre compt
de la manière dont l'enfant augmentera — mai
pour les débiles, c'est rigoureusement indispen
sable, car, une notable insuffisance de poids es
l'indication de mesures immédiates à prendr
pour sauver l'enfant.

Dans ce cas également il faut prendre la tem
pérature rectale qui démontrera l'imminence d
danger et servira de base au traitement à faire

Un enfant débile présente un aspect caracté
ristique et qui ne trompe pas les matrones
sages-femmes et autres fées bonnes ou mau
vaises qui ont pour fonctions de présider à l
naissance des enfants.

Quand elles voient un nouveau-né, petit
maigre, à la figure ratatinée comme une pomm
séchée, dont la peau se plisse comme une enve
loppe trop large sur un sac d'osselets, dont le
extrémités, les pieds, les mains, le nez, le
lèvres sont violacées et froides, elles formulen

celte prédiction : l'enfant ne vivra pas — et ce conseil — il faut bien vite l'ondoyer.

Et l'événement leur donnait presque toujours raison.,. il y a dix ans.

Maintenant, ces débiles, on les sauve presque tous.

Voici comment :

L'homme, comme tous les animaux à sang chaud, pourvoit à l'entretien de sa température propre, qui diffère de la température ambiante, par un organisme complexe et solidaire dont certaines parties sont principalement chargées de la production de chaleur, d'autres du refroidissement, d'autres de la répartition égale de la température en toutes les parties du corps, d'autres enfin de régler automatiquement, c'est-à-dire sans le secours de la réflexion, sans travail cérébral, la quantité de chaleur qui doit être produite.

De telle sorte que si la température ambiante tend à se rapprocher de la température moyenne du corps, par ce mécanisme automatique, les organes qui produisent dans notre corps de la chaleur diminuent d'activité, sans que nous en ayons la perception consciente — au contraire, cette activité augmente, pour ainsi dire, d'elle-même, si la température extérieure s'écarte, en s'abaissant. de notre température moyenne.

Tels sont les moyens par lesquels se fait dans l'organisme humain, la lutte contre le chaud et le froid.

Mais, comme tout mécanisme, celui-ci pour bien fonctionner, doit être en bon état.

Si l'une ou plusieurs des pièces sont insuffisantes, l'appareil fonctionnera mal et l'on n'obtiendra pas le résultat voulu, c'est-à-dire le maintien constant d'une même température dans le corps humain, quelles que soient les variations de la température ambiante.

C'est là précisément ce qui se produit chez l'enfant débile quelle que soit la cause de sa débilité ; les organes sont insuffisants pour produire la chaleur nécessaire, aussi le corps est-il froid surtout aux extrémités, le cœur ayant à peine la force d'envoyer l'ondée sanguine, dans l'appareil circulatoire.

Dans ces conditions la vie est difficilement possible et cela d'autant moins que la température ambiante est plus basse.

C'est pourquoi l'existence d'un nouveau-né débile est d'autant plus exposée que la saison est plus froide et que la température propre de l'enfant, qui est en quelque sorte l'indice de sa vitalité, est moins élevée.

Tels sont les deux facteurs qu'il faut envisager dans les prévisions à faire sur le sort du débile.

Le second de ces facteurs, c'est-à-dire la température propre du corps de l'enfant est essentiellement variable.

Quand la débilité est le résultat d'une maladie, l'abaissement de température n'obéit à aucune loi et est, en général, peu marqué. Ce n'est pas là seulement que, dans ce cas, réside le danger, mais bien plutôt dans les phénomènes morbides.

Mais quand il s'agit de prématurés, l'abaissement de la température est rigoureusement lié à l'âge de l'enfant et le pronostic dépend absolument de cette température et du poids de l'enfant.

Il est aisé de comprendre qu'un enfant qui naît à sept mois n'est qu'un fœtus et que jusqu'à l'époque qui aurait dû être celle de sa naissance, il faudra remplacer artificiellement l'organisme maternel.

On ne peut évidemment remplacer la nourriture toute assimilée que fournit la mère au fœtus par circulation sanguine commune

Il faudra donc habituer un petit être, dont les organes ne sont pas encore assez développés pour remplir aisément leurs fonctions, à absorber, digérer et assimiler du lait.

Cela constitue une première et très sérieuse difficulté.

Mais il faudra avant tout, remplacer la température constante et élevée de l'intérieur du corps de la mère par une température également constante et élevée.

C'est en quelque sorte une incubation artificielle ; avec cette difficulté qui n'existe pas pour l'incubation des œufs qu'il faut en outre alimenter l'enfant.

De cette assimilation avec les couveuses des éleveurs de volailles a été conçue l'invention des couveuses pour enfants.

Toutes les personnes qui ont visité l'Exposition de 1900 ont pu voir fonctionner la couveuse Lion qui a, depuis dix ans, figuré dans toutes les expositions et qui a sauvé tant d'existences dans nos maternités, dans nos crèches, comme chez les particuliers, grâce à un système de location très bien compris.

La couveuse se compose essentiellement d'une cage vitrée reposant sur une table métallique et d'un appareil de chauffage.

L'appareil de chauffage est aussi simple que possible : un forte lampe à pétrole placée. au-dessous d'un réservoir à eau porte cette eau à la température voulue.

Comme ce réservoir se continue par des tuyaux conducteurs dans l'intérieur de la cage en verre, l'eau chaude élève la température dans cette cage.

C'est en un mot un thermo-siphon.

Mais le plus important n'est pas d'obtenir une élévation de température c'est de réaliser la constance de cette température.

Cela est obtenu automatiquement par un régulateur très ingénieux. Ce petit appareil étant mis au point pour une température voulue, fonctionne de telle sorte que, dès que le thermomètre placé dans la couveuse indique un degré de plus que cette température, on voit s'abaisser sur le verre de la lampe un chapeau qui l'obture plus ou moins complètement. L'eau se refroidit ainsi et par suite la température dans la couveuse diminue.

Que cette température vienne à s'abaisser au-dessous du point voulu, le chapeau s'élève, découvrant largement l'orifice du verre de lampe et permettant aux rayons calorifiques de se répandre largement sur le réservoir.

L'industrie a, en quelque sorte, tenté de réaliser ainsi l'appareil de régulation que constitue dans l'organisme humain le système vaso-moteur et grâce auquel cet organisme lutte alternativement contre le chaud et le froid extérieur pour maintenir au corps une température constante.

Ce n'est en effet qu'à cette condition que la couveuse peut remplacer le corps maternel pour l'enfant qui n'a pas atteint le terme de sa vie intra-utérine.

Dans la couveuse, l'enfant se trouve placé dans la partie supérieure sur un plateau en treillage métallique suspendu avec une inclinaison suffisante pour que la tête soit un peu plus élevée que les pieds — de telle sorte que sans ouvrir la double porte vitrée qui constitue la façade de la cage, on peut très bien voir le visage de l'enfant.

Au-dessus de lui à droite sont : le thermomètre qu'on peut lire aisément, également sans ouvrir, et l'appareil régulateur qu'on règle en dehors de la cage. — Au-dessus de l'enfant — le thermo-siphon et le tuyau d'arrivée de l'air.

Cet air pénètre dans la cage par un tuyau dont l'orifice extérieur se voit sur la façade opposée à celle qui porte l'appareil de chauffage ; de là, le tuyau d'aération entoure le tuyau de chauffage qui élève un peu sa température et vient déboucher sous un plateau qui empêche l'enfant de ressentir le moindre courant d'air — cet air un peu chauffé s'élève en se répandant uniformément dans les parties supérieures de la cage. C'est-à-dire autour de l'enfant qui le respire et enfin l'air expiré est chassé par le ventilateur.

Pour maintenir à cet air un degré d'humidité suffisant, de petits réservoirs d'eau sont ménagés près des orifices d'entrée et de sortie du tuyau d'aération.

Cet air que respire l'enfant dans la couveuse est, dans ces conditions, celui de la chambre dans laquelle est placée la couveuse et qui est généralement la chambre maternelle.

Mais rien n'est plus aisé que d'alimenter la couveuse d'air puisé au dehors.

Il suffit d'aboucher sur l'orifice du tuyau d'aération un tube de caoutchouc dont l'autre extrémité ira s'ouvrir à l'extérieur.

De même si l'on jugeait nécessaire de faire respirer à l'enfant une atmosphère d'une composition spéciale, il suffirait de faire communiquer le tuyau d'aération avec le milieu qui renfermerait cette atmosphère. — La couveuse telle qu'elle a été conçue et exécutée par M. Lion, constitue en somme un moyen de soustraire un organisme humain aux conditions physiques extérieures du milieu où il se trouve — pour leur substituer des conditions autres — et cela, sans le changer de place, en le gardant constamment sous les yeux.

Or, le changement des conditions physiques du milieu extérieur, constitue une part considérable de thérapeutique.

On le réalise par la respiration d'air comprimé, d'air ozonisé, etc.

On le réalise surtout, par le séjour dans les villes d'eaux, au bord de la mer, dans les montagnes ou simplement en pleine campagne.

D'autre part, une étude physiologique plus précise, a montré l'influence sur l'organisme humain des divers rayons du spectre et on en a tiré des conclusions pratiques à appliquer dans certaines fièvres éruptives.

Enfin, dans le domaine de la chirurgie, on cherche à réaliser dans les bonnes installations, un milieu extérieur différent comme température et absolument séparé du milieu général.

La petite couveuse, qui après avoir servi à faire éclore des œufs, sert à faire vivre des enfants débiles et prématurés, verra peut-être un jour s'étendre au-delà de toutes prévisions les indications de son emploi. — Imaginons que la boîte démontable se compose de parois bien plus grandes que celles de la couveuse actuelle de telle sorte qu'une fois montée, elle puisse abriter deux ou trois adultes se mouvant à l'aise, des tables, etc..., — qu'elle soit, en un mot, grande comme une chambre ordinaire.

Ne serait-ce pas là la salle d'opération chirurgicale idéale ?

Ne serait-ce pas une solution du problème qui fait hésiter le chirurgien propre à opérer le malade chez lui, tandis que le malade recule devant les grands frais et les ennuis encore plus grands de la maison de santé ?

Dans une grande salle, dans une cour, dans un jardin, on apporte la boîte en panneaux de fer et verre démontée.

En une heure, une personne habituée à le faire a tout mis en place, la température voulue y est obtenue et réglée.

L'éclairage est, si l'on est en plein air,. la lumière du jour pénétrant par toutes les faces de la boîte — si l'on est dans un lieu sombre, un éclairage électrique reflété par les parois transformés en miroirs par un revêtement opaque. L'atmosphère est celle qu'on veut.

Au point de vue de l'enseignement n'y auraitil pas là un moyen de faire participer le nombre d'élèves que l'on veut à n'importe quelle opération sans aucun inconvénient pour l'opéré ?

On n'aurait plus alors ce spectacle amusant d'une foule de messieurs pénétrant directement du dehors, d'où qu'ils viennent, omnibus, voiture de place, chemin de fer, de la rue, de l'hôtel ou du lupanar, avec les pieds crottés et les vêtements pleins de poussière — dans une enceinte que l'architecte s'est évertué à construire de façon qu'aucune poussière ne puisse échapper au nettoyage et qu'on vient de nettoyer à fond de façon à n'y laisser aucun germe.

Cette pratique rappelle celle d'un de nos éminents chirurgiens, membre de l'Institut, mais déjà trop imbu des anciennes pratiques pour pouvoir recommencer son éducation à la venue des doctrines pastoriennes, — lequel se donnait un mal infini pour se laver les mains suivant la technique la plus rigoureuse, puis, au moment de prendre le bistouri, ne manquait jamais de plonger la main dans sa poche pour se passer son mouchoir sur le visage, après quoi il s'écriait : « Maintenant que nous sommes sûrs de notre asepsie, nous pouvons y aller carrément ! »

Au point de vue médical, la couveuse agrandie pourrait réaliser la chambre parfaite pour toute personne atteinte d'une grave maladie aiguë : fièvre typhoïde, péritonite, méningite, etc., les parois fermant hermétiquement, étouffant les bruits du dehors, le jour pénètre comme l'on veut à travers les vitres munies extérieurement de rideaux, et une atmosphère pure peut être constamment fournie au malade qu'on surveille incessamment sans le fatiguer.

Pour les fièvres éruptives, la couleur des plaques de verre des parois sera un moyen thérapeutique facile à réaliser.

Dans la tuberculose, la température constante qui est l'élément de traitement le plus important chez les congestifs, sera obtenue.

Enfin, dans tous les cas, on pourrait avant tout, par ce seul moyen, obtenir l'isolement absolu, certain du malade, c'est-à-dire remplir la première condition en cas de maladie contagieuse, qui est non pas de sauver à tout prix ce malade, mais de prévenir la transmission de la maladie à un nombre de personnes illimité.

Quel cordon sanitaire pourrait jamais équivaloir à l'organisation suivante : une salle dans laquelle se meuvent un ou plusieurs garde-malades et de laquelle ils ne sortent qu'après être désinfectés eux et leurs vêtements.

Au milieu de cette salle, la chambre du malade hermétiquement close et parfaitement isolée dans laquelle ne pénètrent ni mouches, ni insectes, ni moustiques, et d'où les excréta ne sortent qu'avec les précautions voulues.

Cela serait plus aisé à réaliser, plus efficace et moins coûteux que l'emploi de désinfectants qui ne désinfectent pas, de surveillants qui ne surveillent pas et de règlements qui ne sont jamais observés et ne peuvent l'être.

Pour l'enfant prématuré et chétif, la couveuse est le salut, pourvu qu'il puisse y être mis aussitôt que possible après la naissance.

Aussi, quand le médecin ou la sage-femme sont appelés près d'une femme prise de douleurs un mois ou plus avant l'époque prévue, doivent-ils prévenir la famille immédiatement de la nécessité de se procurer une couveuse.

De cette façon, la couveuse arrive quelquefois en même temps que l'enfant vient au monde ou peu d'heures après et on évite ainsi le refroidissement mortel.

Nous avons eu, par ce moyen, la satisfaction de voir vivre, deux jumeaux venus un mois avant terme. M. Lion, prévenu par télégramme, un dimanche à huit heures du matin, nous envoyait une couveuse qui arrivait dans les premières heures de l'après-midi, très peu de temps après la naissance des enfants.

La température de ceux-ci était de 34° 8 pour l'un, et de 35° 1 pour l'autre.

Au bout d'un mois de séjour dans la couveuse à 30 degrés, les enfants avaient doublé de poids et leur température était de trente-sept degrés. Ils sont parfaitement bien portants et la mère qui a déjà plusieurs enfants, me déclarait que jamais elle n'avait eu si peu de mal qu'avec ces deux jumeaux prématurés élevés dans la couveuse.

———

CHAPITRE V

L'ALIMENTATION DU NOUVEAU-NÉ

———

SOUS-CHAPITRE I. — *Composition chimique du fœtus humain et de l'enfant nouveau-né*

—

SOUS-CHAPITRE II. — *Choix d'un mode d'alimentation*
La très grande mortalité des enfants du premier âge dépend principalement de leur mode d'alimentation. — Aucun aliment ne vaut, pour un enfant nouveau-né, le lait de la mère. — Quand, pour des motifs sérieux, une mère ne peut nourrir elle-même son enfant, celui-ci ne souffrira pas d'être confié à une nourrice bien choisie et dont l'enfant soit du même âge que le nouveau-né. — Mais, pour ne pas sacrifier l'un de ces enfants à l'autre, il faut que, si la nourrice vient habiter chez les parents du nourrisson, elle y amène avec elle son enfant qui devra être traité exactement de la même façon que l'enfant de la maison. Si la nourrice prend chez elle le nourrisson, elle ne devra pas cesser de donner le sein à son enfant mais nourrira de son lait les deux enfants aussi longtemps qu'elle le pourra, puis les mettra tous deux à l'allaitement mixte. — Dans les cas où il est tout à fait impossible de nourrir un enfant au sein, on devra, surtout dans les agglomérations, lui donner du lait animal stérilisé sans se dissimuler les multiples inconvénients de la substitution de ce lait à l'aliment naturel de l'enfant.

Sous-Chapitre III. — *Les repas du nourrisson*

L'enfant, même nourri au sein, doit avoir des repas réglés en nombre et en quantité. — Il ne faut pas, pour cela, suivre servilement les indications des auteurs, mais les considérer comme une base d'après laquelle on essaie ce qui convient à chaque enfant en particulier. — Les indications se tirent de l'état général de l'enfant, de son teint, de sa gaîté, de son sommeil — de l'augmentation de son poids — de l'aspect de ses selles, de l'état de sa peau. — C'est d'après tout cela que le médecin dirige l'alimentation de l'enfant. — Un enfant bien réglé s'élève sans peine, sans cris, échappe à la plupart des maladies infectieuses et particulièrement à la diarrhée infantile et au rachitisme et devient un sujet vigoureux. — Un enfant non réglé ne peut éviter le dilatation de l'estomac qui le pousse à crier sans cesse, entrave les digestions, le laisse débile malgré la bouffissure que lui donne la graisse accumulée sous la peau, l'expose à toutes les infections et le condamne à être toute sa vie souffreteux. — Les tourments que les enfants non réglés donnent aux parents sont la principale cause de l'appréhension générale qu'ont ceux-ci de voir leur famille s'accroître. — Les nourrissons qu'on règle constituent encore la minorité.

I. — COMPOSITION CHIMIQUE DU FŒTUS HUMAIN ET DE L'ENFANT NOUVEAU-NÉ

Sans vouloir rebuter nos lecteurs avec des formules et des termes trop spéciaux, il est indispensable, au début de ce chapitre sur l'alimentation du nouveau-né, d'indiquer brièvement de quels éléments se compose ce corps, comment varient ces éléments suivant le mode de nutrition, d'établir, en un mot, le bilan de l'organisme vivant à un moment déterminé.

Nous n'avons comme renseignements à ce sujet que des travaux tout récents.

Sauf von Bezold qui, en 1858, publiait une analyse des cendres d'un fœtus de cinq mois, et les travaux de Bischoff et de Fehling en 1877, il faut arriver à ces dernières années pour trouver des matériaux à une étude de ce genre.

Citons Giacosa en Italie, de Lange en Hollande, Camerer Junior, et Sœldner en Allemagne, et surtout en France les remarquables travaux de Michel à la Maternité et les Mémoires d'Hugounenq (1899-1902).

Si, jusqu'à présent, les tentatives faites dans cette voie ont été peu nombreuses, c'est que le sujet comporte de très grandes difficultés.

L'analyse immédiate du corps d'un animal de petite taille est déjà malaisée : dans l'espèce humaine, chez l'adulte, actuellement du moins, les difficultés sont presque insurmontables ; elles sont moindres, bien que très réelles encore, s'il s'agit d'un cadavre de fœtus ou de nouveau-né.

C'est par là que l'enquête a fait un premier pas : elle permettra de connaître avec précision ce que Bouchard a appelé le segment anthropométrique qui permet de fixer le taux de la nutrition et d'en étudier les troubles d'une façon précise et scientifique.

Si nous envisageons l'ensemble de la statistique minérale du fœtus pendant les six derniers mois de la vie embryonnaire, nous sommes amenés à constater d'abord que, si l'on fait abstraction des bases alcalines, de l'acide phosphorique et de la chaux, dont les variations sont dues à la genèse des globules rouges et à la formation du tissu osseux, on observe que la composition centésimale des cendres varie peu.

Vers la fin le poids total de ces cendres augmente beaucoup, mais les rapports des éléments entre eux ne subissent pas de grandes modifications.

Quant à l'alimentation minérale, la cellule de l'embryon de quatre mois a les mêmes exigences que la cellule du nouveau-né.

Au cours de l'évolution embryonnaire, le nombre des cellules augmente ; mais la composition du squelette minéral ne change pas, sauf pour les sels nécessaires à l'édification de deux tissus spéciaux : le sang et l'os.

Une autre question se pose, celle du rapport existant entre la composition minérale de l'organisme global et la composition des cendres du lait.

Bunge, à qui l'on doit sur ce sujet d'intéressantes recherches, a montré que, pour un certain nombre d'espèces (chat, chien, lapin), il y a parallélisme entre la composition minérale de l'organisme et celle du lait maternel, tandis que ce parallélisme ne se manifeste à aucun degré entre les sels du plasma sanguin et ceux du lait.

La cellule épithéliale de la glande mammaire,

a écrit Bunge, prélève sur les sels minéraux du plasma toutes les substances inorganiques, exactement dans la proportion où elles sont nécessaires au nourrisson pour se développer et réaliser l'organisme de ses ascendants.

C'est là, du moins, ce qui résulte des constatations faites par Bunge et ses élèves sur les petits animaux. Chez l'homme il n'en va pas de même.

On peut se demander si, indépendamment des éléments minéraux communs (Cl, O, S, Ph, C, Na, K, Ca, Mg, Fe) etc…, le fœtus n'assimile pas à l'état de traces certains autres corps simples, peut-être indispensables : les beaux travaux d'Armand Gautier sur l'arsenic organique évoquent naturellement cette question. Telles qu'on les pratique d'ordinaire et quand on se préoccupe de soustraire les cendres à toute addition de sel étranger, les incinérations de cadavres ne laissent guère l'espoir de retrouver, dans les cendres, des corps comme l'arsenic ou l'iode : et, en fait, la recherche de ces substances, dans le résidu de l'incinération ne donne que des résultats négatifs.

On pourrait s'attendre à rencontrer de la silice dans l'organisme du fœtus ou du nouveau-né ; malheureusement, la recherche de la silice ne va pas sans difficultés.

Dans tous les cas, si les tissus de l'embryon renferment du silicium, c'est à l'état de traces infinitésimales, et il en est probablement de même du fluor. Ces corps simples ne semblent faire partie intégrante de nos tissus qu'après la naissance, et ne pénétrer dans l'économie qu'avec les aliments.

II. — L'ALIMENTATION DU NOUVEAU-NÉ

Au bout des premières dix ou douze heures pendant lesquelles l'enfant évacue le méconium, dort, se repose de la constriction subie pendant l'accouchement et s'habitue à sa nouvelle circulation et à sa nouvelle température ambiante, il va falloir lui donner une nouvelle alimentation.

L'importance de cette question de l'alimentation du nouveau-né est attestée par l'énorme mortalité des enfants de 0 à 2 ans et par l'opinion de tous ceux qui ont cherché les causes de cette mortalité et les moyens de la diminuer.

« La mortalité des nouveau-nés est assez élevée, disait Bergeron, secrétaire perpétuel de l'Académie de médecine, pour qu'on ait pu dire, chiffres en mains, qu'un enfant qui naît a moins de chances de vivre une semaine qu'un homme de quatre-vingt-dix ans, et moins de chances de vivre un an qu'un octogénaire ! »

« Des diverses statistiques se dégage le fait brutal que sur l'apport des naissances, sur la récolte puérile d'un an, plus d'un sixième est perdu avant la fin de la première année. » (Strauss. *Dépopulation et puériculture.*)

Si l'on recherche à quoi tient cette effrayante mortalité, on a vite fait d'établir le décompte des enfants mal venus, venus avant terme, débiles, mal soignés volontairement ou par ignorance, ayant eu froid, ayant subi une contagion de maladie infectieuse ; et ce décompte fait, il reste comme cause de la mort de la très grosse majorité de ces malheureux petits êtres, les troubles digestifs dus à une alimentation qui ne leur convient pas.

Puisque ce fait est indubitablement établi : et par les statistiques recueillies en tous pays et dans tous les milieux, et par les travaux et les observations de tous les hommes, médecins ou non, qui ont étudié cette question, il paraît aisé d'y porter remède, car il n'est pas impossible de fournir à l'enfant l'alimentation qui lui convient naturellement, celle qui, lui étant destinée, doit lui permettre de vivre.

Les petits animaux s'élèvent bien en majorité et cependant combien plus frêle qu'un enfant est le petit oiseau qui vient au monde et tandis que l'homme, qui a mis la main sur toute la nature, entoure sa progéniture de toutes les précautions, il détruit et gaspille à plaisir la progéniture des autres animaux et notamment celle des petits oiseaux.

Quel paradoxe, que toute la culture cérébrale humaine aboutisse à ce résultat ; que, dans cette question primordiale de la vitalité de son espèce, il soit infiniment moins avancé que l'animal guidé par son seul instinct.

C'est que l'instinct de l'animal lui dicte uniquement la loi naturelle qu'il n'a aucune tentation de transgresser.

Tandis que l'homme, enhardi par ses diverses conquêtes sur la nature, n'a pas su à quel point il devait s'arrêter dans les modifications qu'il pouvait lui faire subir.

L'alimentation de l'enfant nouveau-né est un de ces points critiques où la science de l'homme n'a pu encore discerner exactement quels étaient les éléments de la nourriture naturelle qu'on pouvait modifier sans inconvénient.

Par suite des besoins plus ou moins bien compris d'une société de plus en plus raffinée, nombre de mères ont voulu renoncer à nourrir leur enfant.

Leur premier stratagème a été de confier ce soin à une autre femme, moins fortunée et plus robuste, n'ayant pas les mêmes soucis de devoirs commerciaux et mondains à remplir.

Puis la chimie, par des analyses grossières, les seules qu'en ce moment cette science était à même de faire, a montré que le lait des femelles d'animaux, ne diffère, somme toute, du lait de la femme que par une proportion plus forte de certains produits, plus faible de certains autres, mais que ces produits étaient les mêmes ; on en a conclu que ce lait pouvait remplacer celui de la mère.

Encouragées par leur médecin, désireux de leur être agréable, les mères riches et pusillanimes ont accepté avec joie ce moyen d'élever leur enfant, sans avoir recours à une nourrice mercenaire dont elles ne subiraient la nécessité qu'avec peine, la mère souffrant en effet de voir la nourrice recevoir de l'enfant des caresses qui ne sont que la reconnaissance instinctive de tout être envers celui qui le nourrit.

Leur souci d'économie s'accommodait mal de la lourde charge de payer et d'entretenir cette salariée ; et leur éducation leur rendait insupportable les rapports continuels avec cette femme du peuple.

Tandis qu'avec le lait de vache, quelle simplicité et quelle facilité offrait la nutrition du bébé !

Le biberon en verre muni d'un long tuyau de façon qu'on n'eût même pas besoin de le tenir, et l'enfant suçait, aussi souvent et aussi longuement qu'il en avait envie, ce liquide qu'un apport concomitant de salive rendait pour ainsi dire inépuisable.

D'autre part, les ouvrières que l'usine oblige à déserter leur intérieur, ont trouvé dans ce mode d'alimentation la possibilité de n'avoir pas à choisir entre la misère pour élever leur enfant, et le sacrifice de l'enfant pour gagner leur pain.

Ainsi s'explique la vogue qu'a eue l'alimentation des bébés au lait de vache.

Cependant, à défaut de statistiques, l'observation la plus superficielle montrait combien de ces enfants élevés avec si peu d'embarras disparaissaient avant la fin de la première année. L'été notamment, ils périssaient par séries.

La chimie a appelé à son secours la bactériologie, science nouvelle. Celle-ci a cru pouvoir démontrer que, si l'enfant nourri au lait animal était sujet à une telle mortalité, cela ne dépendait pas de la différence de composition de ce lait, mais des germes qui s'y trouvaient introduits soit du fait même de la vache (principalement germes de la tuberculose) soit lors de son passage ultérieur dans maints récipients plus ou propres.

Détruisez tous ces germes par une ébullition suffisamment prolongée et n'en introduisez pas de nouveaux depuis le moment de cette ébullition jusqu'à celui où l'enfant absorbe ce lait et vous verrez diminuer la mortalité des nouveaunés.

En conséquence le biberon a été proscrit, la mère a appris à pratiquer la petite cuisine du stérilisateur, l'industrie a fourni du lait stérilisé à l'autoclave, mais l'événement n'a pas complètement répondu à la chimie.

Certainement la mortalité des nouveau-nés a diminué dans une notable proportion.

Mais encore resterait-il à faire la part, dans les causes de cet heureux résultat, des simples soins de propreté du biberon et des divers vases qui contiennent le lait.

Il est hors de doute qu'on a épargné la vie de beaucoup de petits êtres par la seule substitution d'une tétine largement ouverte à l'ignoble tube, tétine puante dont l'enfant absorbait sans cesse les produits empoisonnés.

Mais, supposons que du lait de vache soit trait et amené à la bouche de l'enfant avec des précautions telles qu'on n'y ait introduit aucun germe dangereux, ce lait aura-t-il plus d'inconvénients pour l'enfant que du lait soumis à l'ébullition ?

Voilà une question qui a été diversement résolue.

Le grand argument des partisans de l'ébullition est la crainte de la tuberculose.

Mais Koch, au congrès de Londres, est venu jeter le désarroi dans l'esprit de tous les médecins et principalement de ceux qui se considéraient comme ses élèves, en affirmant que la tuberculose animale est tellement différente de la tuberculose humaine, qu'elle n'est pas contagieuse pour l'homme.

Nous ne pouvons que signaler et cette opinion et l'opinion contraire à peu près unanime du monde savant.

Cependant, les expériences précises, et principalement celles de Nocart et d'Arloing, qui avaient été considérées jusqu'ici comme les bases de la démonstration de la contagion de la tuberculose bovine, ont paru avoir besoin de nouvelles recherches critiques.

Somme toute, il reste de la communication de Koch, comme un doute sur une opinion jusque-là considérée comme un axiome.

Mais quand on aurait réussi à obtenir du lait animal dépourvu de nocuité, il reste encore à démontrer qu'il est facilement assimilable pour celui dont il constitue le seul aliment.

Or, à ce point de vue, les avis sont partagés de

savoir si le lait non bouilli est plus aisément assimilé que le lait bouilli.

Il y a, d'ailleurs, des distinctions à faire entre le lait simplement bouilli en vase ouvert, le lait stérilisé à l'autoclave sous pression, le lait porté une seule fois pendant vingt minutes à 120 ou 130 degrés ou le lait chauffé à 100 degrés environ à plusieurs reprises.

Dans ces dernières années, les publications sur ce sujet sont innombrables, attestant la diversité des résultats obtenus, et des discussions interminables se poursuivent que nous ne pouvons même seulement résumer dans cet ouvrage où nous ne recherchons qu'un but pratique.

Les seuls faits acquis par l'expérience c'est que la stérilisation réelle qu'on recherche n'est jamais obtenue à l'aide des petits appareils Soxhlet ou Gentile qu'emploient toutes les mères de famille, et que cependant l'usage de ces appareils donne pratiquement d'assez bons résultats. Qu'enfin, d'autre part, des laits stérilisés par l'industrie très suffisamment, donnent dans la pratique de très médiocres résultats.

Enfin, que des enfants nourris avec du lait de vache non bouilli, mais recueilli très proprement, se sont aussi bien comportés pour le moins que ceux qui sont nourris au lait stérilisé. Avouons que ce n'est pas un succès bien remarquable pour la doctrine bactériologique, qui a prétendu trouver dans le défaut de stérilisation la seule raison de l'infériorité du lait de vache

sur le lait maternel, comme aliment du nouveau-né.

En effet, en transportant la question dans le
laboratoire, on a oublié le réactif vivant que
représente l'enfant.

Or celui-ci s'accommode bien en fait d'un lait
renfermant quelques germes que ses intestins
éliminent avec les quelques millions qu'il renferme normalement, pourvu que ces germes ne
soient pas doués d'une virulence spéciale exal-
tée par le passage sur un organisme malade, et
il souffre d'autant moins de ces germes qu'il
prendra dans un lait qu'il peut aisément assimiler une résistance tous les jours plus grande.

C'est en se basant sur cette juste observation
que dans une voie différente de la bactériologie,
on a recherché à modifier la composition du
lait des animaux de manière à la ramener autant
que possible à celle du lait de femme.

Comme le lait de vache renferme au moins le
double de matière protéique (caséine) et trois
fois plus de sels minéraux que le lait de femme
tandis que celui-ci est plus riche en sucre (une
fois et demie) il a paru tout simple d'augmenter
dans le lait de vache ce dernier élément en
diminuant les deux premiers.

Mais, outre que cette transformation compor-
tera de très grandes difficultés techniques comme
l'attestent notamment les recherches de Bac-
khaus en Allemagne et de Michel en France,
les résultats démontrés par l'état des enfants
nourris avec ces laits dits maternisés n'ont pas
été encourageants.

La pouponnière de Nancy où on a utilisé ce lait a fourni des statistiques fort médiocres et on a dû y renoncer.

Une étude plus attentive a alors montré que le lait de femme ne différait pas seulement du lait de vache dans la proportion de ses substances alimentaires mais que ces substances quoiqu'offrant la même composition chimique, ne se comportaient pas de la même façon vis-à-vis des liquides digestifs.

Ainsi la caséine du lait de vache se coagule en bloc par la présure et l'acide acétique tandis que, dans ces conditions, la caséine du lait de femme forme de très fins flocons.

Cette constatation montre à la fois l'utilité des analyses scientifiques du lait poussées jusqu'à la plus extrême précision possible dans l'état actuel de la science, et d'autre part l'impossibilité où est, jusqu'ici, cette même science de nous éclairer sur la nature de la différence observée, d'où il résulte que nous ne pouvons actuellement faire subir à un lait animal une transformation qui lui permette d'être assimilé comme le lait maternel.

Poursuivant les études dans une autre voie, on a recherché quels étaient les animaux dont le lait différait le moins naturellement du lait de femme.

On a pu notamment sélectionner des races de chèvres qui ont un lait dont la composition chimique est presque identique à celle du lait de femme.

Mais l'objection que nous venons d'indiquer subsiste tout entière : à savoir que si les substances alimentaires sont à peu près en même proportion, leur qualité est autre.

Nous savons que certaines substances que l'analyse chimique la plus subtile montre identiques comme composition jouissent cependant de propriétés physiques et physiologiques différentes et parfois opposées, que notamment elles se comportent diversement sous l'influence de la chaleur, des acides, des bases, qu'elles polarisent en sens inverse l'une de l'autre et que si elles sont employées comme médicaments, elles agissent diversement sur l'organisme.

La chimie les dénomme substances isomères et ne peut rien dire de plus sur leur compte. Il n'est pas douteux qu'à mesure que se perfectionneront les procédés d'analyse, on arrive à distinguer chimiquement des différences de composition que nos moyens actuels sont insuffisants à déceler et ce n'est pas parce que la chimie n'a pu encore donner la solution complète de ce problème et de tant d'autres qu'on doive considérer comme inutiles les recherches dans cette voie.

Bien au contraire, des résultats assez remarquables ont été obtenus depuis que Lavoisier a fait, il y a un siècle, les premières recherches précises, pour qu'on puisse entrevoir la possibilité de remplacer le lait de la femme par un lait animal rendu suffisamment assimilable.

Mais actuellement, ce résultat n'est pas atteint, l'enfant nourri au lait de vache souffre dans sa nutrition quels que soient les modifications physiques ou chimiques qu'on ait fait subir à ce lait.

Voilà le fait indéniable, évident !

Quelles que soient les précautions qu'on prenne pour obtenir ce lait dans les meilleures conditions d'égalité de composition et de stérilité, quelques soins qu'on apporte à le donner à l'enfant en quantité convenable et à des espaces réguliers, l'enfant nourri au lait animal a un teint cireux, paraît bouffi, ses tissus sont épais mais peu fermes, son ventre est élargi dans les flancs et rappelle celui du crapaud.

Il a fréquemment le hoquet après la prise de lait, souvent des régurgitations et parfois des vomissements, il présente des alternatives de diarrhée et de constipation, souffre de coliques et crie presque constamment.

Il s'enrhume facilement, est apte à subir la contagion de toutes les maladies infectieuses qui prennent de suite chez lui une allure grave, si bien qu'une rougeole ou une coqueluche emportent parfois en quelques jours des bébés dont le poids faisait la joie des parents et l'admiration de l'entourage.

Enfin ils sont sujets au rachitisme. Éclairée par ces résultats, la mère qui recherche le moyen de nourrir son enfant en combinant le souci de la santé de celui-ci et sa commodité personnelle, a donc le choix entre les divers modes d'alimentation suivants :

Lait stérilisé industriellement.

Lait stérilisé par elle-même.

Lait maternisé.

Lait de vache coupé d'eau bouillie.

Lait de vache pur.

Lait de vache sucré.

Lait de chèvre.

Lait d'ânesse.

Nourrice sur lieu.

Nourrice à domicile.

Son propre lait.

Suivant qu'elle donnera la première place dans ses préoccupations à sa commodité ou à la santé de l'enfant, elle se déterminera pour l'un des premiers systèmes ou l'un des derniers.

De la discussion à laquelle nous nous sommes livrés, il résulte clairement qu'un seul mode d'alimentation offre toutes garanties pour l'enfant, c'est le lait de la mère.

Mais beaucoup de mères, dit-on, ne peuvent, malgré leur désir et leur bon vouloir, nourrir leur enfant.

Les unes par raison de santé parce qu'elles sont anémiques, fatiguées par une grossesse pénible ou un accouchement difficile, parce qu'elles n'ont pas vu monter leur lait immédiatement après l'accouchement, ou que leur bout de sein est mal formé ou crevassé, parce qu'elles sont atteintes d'une maladie aiguë ou chronique.

Quand le médecin examinera attentivement et sans le souci de plaire à sa cliente ces mères qui prétendent ne pouvoir être nourrices, il arrivera, dans la majorité des cas, à réduire à néant ces motifs qui ne sont que des prétextes.

L'anémie, si fréquente après l'accouchement, disparaît très rapidement sous l'influence d'une bonne ¡alimentation qui favorise l'allaitement lequel augmente l'appétit.

Le lait ne monte quelquefois qu'au bout de 48 heures, mais l'établissement de la lactation est puissamment favorisé par les tentatives que fait le bébé pour téter et le désir qu'a la mère de le satisfaire.

De même les bouts de sein se forment sous les tentatives de succion, les crevasses peuvent être facilement évitées et guéries et enfin rendues moins douloureuses par l'usage de petits appareils fort simples.

Restent les cas de maladies réelles, mais le nombre de celles qui empêchent vraiment la mère d'allaiter son enfant, est fort restreint.

Citons : les maladies aiguës graves, telles que fièvre typhoïde, scarlatine, pneumonie, etc... La tuberculose, les maladies chroniques, telles que cardiopathie avancée, et le diabète dans quelques cas, la grande hystérie, l'épilepsie et la folie exigent, suivant leurs formes, des déterminations spéciales.

Enfin la syphilis offre diverses solutions à prendre, — si l'enfant est contaminé, il faut de toute évidence le laisser allaiter par la mère elle-même syphilitique.

Si la mère seule, ou l'enfant seul offre des

symptômes nets de syphilis, il faut nourrir l'enfant au lait animal.

En dehors de ces cas heureusement peu fréquents, il peut se rencontrer des cas de malformation réelle des seins de la mère ou de la bouche de l'enfant.

La mère peut avoir sans que rien ne permette d'en trouver le motif, un lait insuffisamment riche en beurre ou en lactose ou trop chargé de matières albuminoïdes.

Enfin, elle peut voir son lait supprimé par une nouvelle grossesse. Cette énumération suffit pour démontrer la rareté relative des cas de réelle impossibilité de l'allaitement maternel. Il reste maintenant toutes les circonstances que nous pouvons appeler extra-médicales.

La mère est tenue par ses occupations professionnelles à l'atelier, au bureau, au magasin. Elle n'est pas mariée et doit cacher son enfant ; ou habitant un logement peu aéré, dans une grande ville, croit préférable de faire élever l'enfant à la campagne.

Quelques-uns de ces motifs sont péremptoires, il faut les admettre tout en reconnaissant le vice d'une société qui met la mère dans l'impossibilité de remplir le premier de ses devoirs.

Mais dans certains cas, ils ne constituent pas une impossibilité aussi absolue que le croit la mère ; un enfant dont les heures de tétées sont bien réglées, peut laisser à sa mère la possibilité de vaquer à ses occupations, si celles-ci ne l'obligent pas à sortir longtemps de chez elle. Par exemple, une commerçante peut s'occuper de sa boutique, en remontant dans ses appartements toutes les 2 ou 3 heures donner le sein à son enfant.

De même, il ne serait pas impossible de permettre à l'ouvrière ou à l'employée, d'amener leur bébé à l'usine ou au bureau si, du moins dans les grandes entreprises, une pièce était réservée aux nourrissons : sorte de crèche où la mère irait à intervalles réguliers leur donner le sein. Cette combinaison peut paraître une utopie et faire sourire la plupart des employeurs de notre vieux monde. Et cependant, aux États-Unis, elle est mise en pratique dans quelques établissements, de même qu'on y réserve aux ouvriers, des réfectoires, des salles de bains, de lecture, de jeux et de repos.

Le résultat qui étonnera les industriels de la vieille école est que si l'ouvrier et l'ouvrière y trouvent leur bien-être, le patron y trouve un bénéfice, malgré ses frais d'installation et les moments de repos pris sur le travail.

Mais nous n'espérons pas que cette leçon par le fait entraîne la conviction des personnes élevées dans un tout autre ordre d'idées.

Il reste enfin la classe de beaucoup la plus nombreuse des mères qui ne nourrissent pas, parce qu'elles ne veulent pas nourrir, parce que cela déformerait leurs seins, parce qu'elles ont des obligations mondaines à remplir, parce que cela ne se fait pas dans leur milieu. Bien entendu, elles n'avouent pas leur mauvais vouloir, elles considèrent ces circonstances comme une impossibilité et arrivent à se le persuader.

Envers celles-là, tout raisonnement est inutile ; le médecin qui se permettrait de discuter la valeur de leurs motifs serait considéré comme manquant de tact et perdrait leur confiance.

Il y a ainsi toute une classe sociale dans laquelle il est de règle absolue de ne pas nourrir ses enfants, comme de ne pas sortir à pied, et de ne pas passer l'été à Paris.

C'est un dogme, un certificat de bonne éducation, une preuve d'aristocratie à laquelle tiennent le plus celles qui n'en font partie que de fraîche date.

Voici donc un certain nombre de femmes aux enfants desquels il faudra procurer une autre alimentation que le lait de la mère. Un certain nombre d'entre eux auront à son défaut le lait d'une autre femme, d'une nourrice.

Dans bien des cas, il n'y a à cette substitution aucun inconvénient pour l'enfant.

Si, en effet, la mère est malingre, anémique depuis son adolescence, affaiblie par l'existence dans une grande ville, l'enfant né lui-même chétif ne pourra que bénéficier du lait d'une nourrice, campagnarde saine et vigoureuse.

Cependant, en raison même de la différence de nature de la nourrice et de l'enfant, celui-ci peut mal supporter tout d'abord un lait trop riche pour son estomac frêle, l'intolérance sera absolue si la nourrice a du lait déjà vieux de plusieurs mois. Et cependant, si la loi Roussel était appliquée, c'est au bout de sept mois seulement qu'une femme pourrait se placer comme nourrice, mais cette loi est lettre morte, heureusement pour le nourrisson et pour la nourrice, malheureusement pour l'enfant de celle-ci. En effet, cette loi n'a eu pour but que de sauvegarder le petit pauvre, celui qui a le droit de vivre tout comme le petit riche dont la mère supplée à ses devoirs par son argent.

On n'a pas envisagé l'autre côté de la question : c'est qu'en sauvegardant le petit pauvre, on sacrifie le petit riche qui n'a pas, lui non plus, choisi sa situation sociale.

Dans l'état actuel de nos mœurs l'un des enfants est donc nécessairement sacrifié par la loi : l'enfant riche ou l'enfant pauvre.

Le sacrifice de l'un des enfants est-il absolument nécessaire et le dilemme est-il insoluble ?

La mère riche n'a qu'à nourrir ses enfants, répondent avec Brieux les puériculteurs qui depuis quelques années ont beaucoup répandu d'encre sur la question.

C'est vrai, mais nous venons de voir que, dans les conditions sociales actuelles, certaines mères ne peuvent pas, certaines autres ne veulent absolument pas le faire.

D'autre part, nous ne voyons pas pourquoi une femme vigoureuse et saine qui a du lait en quantité suffisante pour nourrir deux et souvent trois enfants, et qui est pauvre, ne tirerait pas parti de cet avantage que la nature lui donne pour vendre de ce lait qu'elle a en trop au riche qui en a tant besoin.

A notre avis la thèse de Brieux, impeccable dans une société égalitaire, est fausse dans une société où il existe encore et pour longtemps hélas des riches et des pauvres.

De plus elle est préjudiciable à celles-là même qu'elle veut protéger — à ces malheureuses que le besoin fait se louer comme nourrices, et même aux enfants de celles-ci.

La nourrice mercenaire n'abandonne en effet son enfant que pour lui rapporter un peu plus de bien-être grâce à l'argent qu'elle aura gagné.

Son calcul est évidemment faux car, trop souvent, avant qu'elle revienne avec cet argent, le petit abandonné a péri — mais dans quelques cas, il serait mort quand même, si la mère trop misérable, n'ayant pas de quoi manger, avait vu son lait tarir.

Et puis cet emploi de nourrice est le sauvetage de nombre de ces malheureuses que la société appelle des filles-mères et qui souvent achètent avec leur lait la possibilité de ne pas abandonner leur enfant.

Non, la question n'est pas insoluble.

La loi a raison d'empêcher la mère pauvre d'abandonner son petit tant qu'il a besoin de son lait — elle a tort d'en priver pour cela le petit riche qui a besoin de l'avoir puisque celui-ci est, en fait, lui-même abandonné par sa mère.

Qu'elle décrète seulement que toute dame qui voudra faire alimenter chez elle son enfant par une nourrice sera tenue de supporter chez elle l'enfant de cette nourrice — que cet enfant devra être l'objet des mêmes soins que son frère de lait plus fortuné — et ainsi se trouveront sauvegardés les intérêts de tous.

Il s'y joindra par surcroit une leçon d'égalité ou, si l'on préfère, de solidarité nécessaire.

De même, toutes les fois qu'un enfant sera placé en nourrice pour être élevé au sein, l'enfant de la nourrice ne devra pas pour cela être sevré, mais au contraire, devra être alimenté au sein par la nourrice tout comme le petit nourrisson. L'objection que ce double allaitement épuiserait une femme est sans aucune valeur, une nourrice a d'autant plus de lait qu'elle en fournit davantage jusqu'à une certaine limite bien entendu et pourvu qu'elle s'alimente bien.

Ne voyons-nous pas dans nos maternités, des nourrices, il est vrai, choisies parmi les meilleures, alimenter 3, 4, et pendant quelques jours jusqu'à cinq enfants.

Sans prendre comme base ces cas exceptionnels on peut, en tous les cas, affirmer qu'une femme qui a du lait pour un enfant en a toujours pour deux — au moins jusqu'à six mois.

Or à cet âge, comme nous le verrons, l'allaitement mixte, au lait de vache et au lait maternel, donne d'excellents résultats.

Donc, à défaut de lait maternel le meilleur pour un enfant est le lait d'une autre femme.

Bien plus cet enfant peut trouver à cette substitution un avantage. Nous avons vu que les laits des différents animaux présentent des différences de composition quantitative, qu'une analyse chimique peut aisément déceler mais qu'en dehors de ces différences quantitatives, ils offrent des différences qualitatives qui se manifestent seulement par leurs réactions sur l'organisme vivant.

Qu'en outre, dans une même espèce animale, le lait peut offrir des différences sensibles de composition quantitative, par exemple la chèvre blanche sans cornes a un lait qui se rapproche beaucoup plus du lait de femme, comme proportion de ses éléments, que celui d'autres espèces.

De même toutes les femmes n'ont certainement pas un lait également riche en beurre, en lactose, en caséine et en sels.

La même femme présente elle-même des variations manifestes de composition de son lait suivant l'époque de son accouchement, suivant son état de santé, son alimentation, etc.

Ce lait est riche en cellules colostrales (renfermant une grande proportion d'albuminoïdes, difficiles à digérer) au moment de l'accouchement pendant 15 jours, au moment des règles, au moment du sevrage, et dans les maladies infectieuses.

Pendant les menstrues, il est en outre envahi par les corpuscules mûriformes (cellules lymphatiques chargées de corpuscules graisseux), la proportion des matières grasses et du lactose diminue, celle des albuminoïdes augmente.

Au moment du sevrage, un retour du lait à

l'état colostral est observé par suite de la stagnation dans la glande mammaire.

La teneur en caséine diminue depuis l'accouchement jusqu'à cinq ou six mois où l'on observe un minimum puis augmente légèrement. — Le lactose varie peu.

La teneur en graisse présente des oscillations quotidiennes : plus forte le soir que le matin, elle est le double à la fin de la tétée de ce qu'elle était au début.

Enfin la composition varie sous l'influence des émotions morales et des médicaments (1).

Ajoutons que nombre de médicaments tels que la rhubarbe, etc., et que beaucoup d'aliments, notamment les choux, passent dans le lait ; qu'enfin l'alcool influe directement et par les troubles de la nutrition de la nourrice.

De ces considérations il découle qu'il est d'abord indispensable de choisir une nourrice dont l'enfant soit aussi rigoureusement que possible de l'âge du nourrisson qu'on veut lui confier.

Mais là encore la chimie n'a pu encore envisager toutes les données du problème, à son défaut, l'observation clinique montre qu'un enfant peut voir sa constitution se modifier sous l'influence du lait de sa nourrice.

Donnez un enfant lymphatique, blond, à chair molle, à une nourrice répondant au type de

---

(1) Thèse Artignan, Nancy, 1899.

l'arthritique maigre, c'est-à-dire une femme sèche, brune, mais de bonne santé, aux seins sillonnés de veines apparentes ; cet enfant gagnera rapidement un teint frais, une chair ferme et évitera les engorgements ganglionnaires auxquels il est prédisposé.

Nous pourrions multiplier ces exemples sans toutefois pouvoir poser des règles absolument précises dans l'ignorance où nous sommes de diathèses répondant à des types constitutionnels bien définis.

Mais il n'en reste pas moins acquis que dans nombre de cas, les enfants issus de races débilitées, appauvries par la déplorable hygiène des classes sociales riches dans les villes, auront beaucoup à gagner à être nourris par des femmes saines venues directement de la campagne, soit chez les parents, soit chez celles-ci.

Cette question de l'élevage sur lieu ou chez la nourrice demande elle-même un examen approfondi et comporte, suivant les cas, une solution différente.

L'enfant élevé chez ses parents par une nourrice est évidemment mieux surveillé, à l'abri des fautes dues à l'ignorance ou à la négligence de la nourrice.

Celle-ci est elle-même mieux nourrie, entretenue dans des soins de propreté qu'elle néglige trop souvent chez elle.

Mais souvent dans leur désir de bien faire, les parents dépassent le but : Une femme habituée à une alimentation juste suffisante, et jusque là obligée de se livrer à de rudes travaux au grand air, qui se trouve brusquement gavée de la meilleure nourriture, privée de tout travail et même de tout exercice, subit un changement complet dans sa nutrition, elle engraisse, devient molle, inactive, paresseuse ; son lait se transforme, devient plus riche en graisses, et souvent, (phénomène en apparence paradoxal) diminue beaucoup et arrive quelquefois à se supprimer.

Tels sont souvent les inconvénients du chanment de milieu de la nourrice. D'autre part la nourrice qui a pris un nourrisson chez elle, l'élève bien plutôt suivant les usages en cours que suivant les conseils des parents dictés par le médecin ou ceux que le médecin lui donne lui-même.

Comme presque toutes les mères, elle craint toujours que l'enfant n'en prenne pas assez et ne veut pas le laisser crier.

Dans cette voie il n'y a pas de limite, non-seulement elle donne le sein à l'enfant tant qu'il en désire, mais encore lui entonne en supplément du lait de vache quand ce n'est pas de la nourriture solide : panades, pommes de terre, œufs, etc… et cela dès les premiers mois. Il faut que l'enfant goûte de tout ce que les parents nourriciers mangent et même de ce qu'ils boivent. « Le pauvre petit, cela lui fait tant envie », et ce sont des contentements de le voir triturer avec ses gencives des croûtes de pain sèches ou trempées dans du vin ou dans du cidre.

Dans certaines parties de la Normandie on habitue les nouveau-nés à goûter à l'eau-de-vie de cidre, la boisson nationale par excellence, et c'est une joie générale de contempler les grimaces que fait le pauvre petit être en ingurgitant cet alcool à 5o degrés.

En nous reportant encore à la loi Roussel modifiée et amplifiée à plusieurs reprises, nous voyons bien que des médecins sont chargés de la surveillance des nourrices et de l'inspection du nouveau-né jusqu'à l'âge de deux ans.

Mais en fait, à quoi se résument leurs fonctions?

Ils doivent faire à chaque nourrice de leur circonscription au moins une visite par mois, ils doivent veiller à ce que le contrat accepté par la nourrice soit exécuté, c'est-à-dire que l'enfant qui doit être nourri au sein ne reçoive pas une autre alimentation, à ce que la nourrice ne s'absente pas, et à ce qu'elle entoure d'un garde-feu la cheminée ou le fourneau, enfin à ce qu'elle tienne l'enfant en état de propreté et qu'elle prévienne les parents s'il tombe malade.

Mais qui ne voit combien cette surveillance est illusoire et insuffisante — comment le médecin peut-il prouver que la nourrice donne un autre aliment que son lait, à moins que par hasard, il la prenne sur le fait?

Et d'autre part, quel moyen a-t-il de lui faire accepter le réglage des tétées, même si l'enfant souffre évidemment d'indigestion, puisque, en cas de maladie, on appelle un autre médecin qui trop souvent, tourne en dérision les recommandations de son confrère. — La loi arme, il est vrai, le médecin, en lui donnant le droit de faire retirer l'enfant et de punir d'une amende la nourrice récalcitrante ou insolente.

Mais ce n'est pas par de tels moyens qu'on peut remplacer la confiance que pourrait avoir une nourrice en un médecin qu'elle devrait sentir animé seulement de bon vouloir vis-à-vis d'elle et de ses nourrissons.

Le système actuel donne des résultats à peu près nuls.

Le livret de nourrice bourré d'instructions très détaillées et certes très bien conçues, mais rédigées en un style administratif imcompréhensible n'est jamais lu par la nourrice et le biberon à tube qu'il interdit est encore souvent l'objet des préférences de la nourrice et même des parents. Le médecin inspecteur accomplit, pour une rétribution ridicule, sa visite mensuelle comme une formalité dont il n'ignore pas l'absolue inutilité et, par acquit de conscience, fait à la nourrice des recommandations que souvent elle n'a même pas la politesse de paraître écouter,

Si, lors d'une visite, les parents trouvent que l'enfant à l'air mal portant, ils écrivent au médecin inspecteur ou viennent le trouver pour l'entretenir de leurs craintes ou de leurs griefs contre la nourrice ou de leurs reproches contre lui, persuadés qu'ils sont, que ce médecin pour 1 fr. ou 1 fr. 5o par mois doit veiller nuit et jour sur la santé de leur enfant.

Il y a, dans tout cela, un malentendu qui provient de fonctions mal définies. — Il serait, à notre avis, bien préférable de ne pas transformer certains médecins en fonctionnaires dont la rétribution si insuffisante pour chacun d'eux constitue cependant une charge au total pour le budget, sans qu'il en résulte aucun service réel rendu — de ne pas donner aux nourrices la crainte de ce médecin gendarme dont elles réussissent aisément à tromper la surveillance et aux parents l'illusion de soins donnés gratuitement à leur enfant.

Il suffirait de décréter que tout parent qui place son enfant en nourrice doit désigner un médecin à son choix — que ce médecin devra surveiller l'enfant, non pas une fois par mois, mais aussi souvent qu'il le jugera nécessaire — le médecin sera rétribué par les parents au taux ordinaire, sauf si les parents sont notoirement indigents, auquel cas le médecin serait rétribué sur les fonds actuellement consacrés aux médecins inspecteurs — ainsi s'établiraient des rapports normaux entre le médecin, les parents et la nourrice — le premier ayant mandat des parents de veiller sur leur enfant et de le soigner en cas de maladie, et la nourrice sachant qu'elle doit écouter le médecin qui a la confiance des parents.

Cette amélioration de la surveillance des nourrissons aurait ce bon résultat que les enfants mis en nourrice seraient plus nombreux et ce serait autant de gagné sur la mortalité des

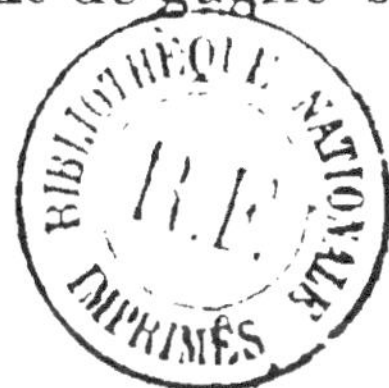

nouveau-nés puisque faute de l'allaitement maternel, l'allaitement par la nourrice au sein est bien préférable à l'allaitement au lait de vache.

Cet allaitement chez la nourrice serait bien préférable si l'on parvenait à habituer la nourrice à cette méthode si simple et si nécessaire de régler les tétées.

Dès lors un très grand nombre de petits qui chaque été dans les villes succombent à la diarrhée infantile puisée dans leur biberon s'élèveraient à la campagne, y resteraient même jusqu'à l'âge d'entrer à l'école ou même jusqu'à la fin de leur instruction primaire, et s'y développeraient infiniment mieux qu'ils ne le font dans l'appartement restreint de leurs parents ou dans les rues de la ville. Cette utile transformation dépend uniquement d'une réforme qui donne au médecin la haute main sur l'élevage de l'enfant, par la volonté même des parents dont c'est le premier intérêt. Cette réforme malheureusement serait encore en contradiction avec les idées généralement répandues et le souci qu'on a en France de revêtir chaque fonction d'un caractère officiel. C'est dire qu'elle n'est pas à la veille de s'accomplir.

Faute de l'allaitement par la mère ou par une nourrice, force est de recourir à un lait animal.

Parmi les divers laits d'animaux, et les diverses modifications qu'on peut leur faire subir avant de les donner à l'enfant, le choix dépend plus en général des convenances personnelles des parents et des circonstances extérieures que d'une décision soigneusement réfléchie.

Mais, au cas où la raison seule devrait guider le choix, voici sur quelles notions elle pourrait s'appuyer (1).

Parmi les laits des divers animaux, le lait d'ânesse est, de tous, le moins nourrissant, le plus pauvre en matières solides.

Aussi ce lait convient-il aux enfants débilités et dont l'appareil digestif ne secrète qu'un suc pauvre en acide chlorhydrique et en pepsine.

Dans ces conditions, ce lait faible peut être assimilé mieux qu'un liquide plus nourrissant et permettant à la nutrition de s'activer, prépare l'estomac à supporter ensuite une dose d'aliments plus élevée.

Le lait de jument est remarquable par la notable proportion de sucre de lait qu'il contient, aussi, par la fermentation peut-il donner une quantité d'alcool très supérieure à celle fournie par les autres laits, propriété mise à profit par les habitants des steppes de Russie pour la fabrication d'une boisson fermentée connue sous le nom de Koumyss, et dont l'usage thérapeutique s'est répandu dans ces dernières années.

Quant à ses autres éléments alimentaires, il diffère du lait de vache par une quantité de

---

(1) Debove. *Du régime lacté dans les maladies.* Thèse d'agrégation, 1878.

caséine encore moindre que dans le lait d'ânesse, mais une fois plus forte au contraire de beurre. Somme toute, il n'offre pas d'avantages par sa composition sur le lait de vache, et son utilisation pour les enfants n'a lieu que dans les contrées où les juments sont aussi nombreuses que sont rares les autres femelles laitières.

Le lait de brebis est, par sa composition chimique, le plus nourrissant. Il est très employé en Orient — peu usité dans nos contrées probablement par la difficulté d'en recueillir des quantités suffisantes.

Le lait de chèvre, a été tour à tour recommandé et condamné, toujours en se basant sur des analyses qui démontraient, les unes que ce lait avait une composition à peu près identique au lait de vache — les autres qu'il en différait dans le même sens que le lait de femme duquel, dans certains cas, il se rapproche plus qu'aucun autre lait.

Les motifs de cette diversité de résultats reposent sur les grandes différences qu'on trouve dans les laits des diverses espèces de chèvres. Il paraît établi par les travaux parus ces dernières années, qu'on peut obtenir du lait de chèvre moins riche en caséine que le lait de vache, un peu moins riche en beurre et renfermant une plus forte proportion de lactose.

Quant à l'odeur très accentuée de certains laits de chèvre et qui répugne à beaucoup de personnes, elle est complètement exclue du lait de certains animaux, principalement de ceux qui ont une robe blanche.

Enfin la race porcine a été mise aussi à contribution pour l'allaitement des enfants nouveau-nés — à défaut de documents précis sur la composition chimique de ce lait, nous savons qu'en Bretagne, une excellente femme s'est faite la promotrice de l'élevage de nourrissons au lait de truie et a publié les brillants résultats qu'elle en aurait obtenus.

Il est évident, que toute femelle d'animal d'une taille suffisante peut fournir du lait à un enfant nouveau-né. Ce lait par sa composition plus ou moins différente de celui de la femme peut être plus ou moins assimilé par l'enfant suivant aussi le degré de vitalité de celui-ci.

Ce sont ces différences dans la composition du lait et dans la vigueur de l'enfant qui, dans chaque cas guideront le choix.

Mais il est certain que la truie, la brebis, la jument, ne seront employées que fort rarement pour des difficultés de divers ordres sur lesquelles il est inutile d'insister — que seules la vache et la chèvre seront employées couramment comme laitières et l'ânesse dans quelques cas.

Nous résumerons leurs propriétés en disant que « le lait de vache est plus rafraîchissant, le lait de chèvre plus nourrissant, le lait d'ânesse plus léger ». (Gubler.)

Nous avons vu à propos du lait de chèvre, combien ce lait peut varier de composition suivant la variété de l'espèce.

Il en est de même pour les vaches — une vache normande donne un lait chargé d'1/3 en plus de beurre qu'une vache morvandelle.

Mais, en outre, des analyses précises et répétées, montrent quelles différences se rencontrent dans le lait d'une même vache non seulement suivant la période de la lactation mais encore suivant les saisons, les aliments, l'habitat, les soins hygiéniques, les maladies, suivant les heures de la journée.

L'influence de ces diverses conditions est des plus nettes sur la composition de la sécrétion lactée d'un animal, puisqu'elle peut entraîner une variation du simple au double dans les quantités de diverses substances alimentaires et de plus changer les rapports de ces substances (1).

Par exemple le rapport pour cent des chlorures excretés, eu égard à l'ensemble des sels fixes du lait de vache, rapport très augmenté chez l'animal tuberculeux, peut en tenant simultanément compte de la diminution de l'ensemble des éléments nutritifs et de l'augmentation de l'alcalinité, sinon servir de critérium absolu dans le diagnostic de la tuberculose bovine, du moins attirer d'une manière sérieuse l'attention des vétérinaires sur l'appréciation des symptômes cliniques constatés. Il suffira, d'ailleurs, d'une injection de tuberculine de Koch, pour éclairer le diagnostic.

La conclusion à tirer de ces observations au

---

(1) Gautrelet. *Recherches sur les laits alimentaires.* Vichy, 1892.

point de vue de l'intérêt du nourrisson, — c'est qu'il y a avantage, pour garantir la constance de la valeur alimentaire d'un lait, à prendre celui d'un groupe d'animaux et non point celui d'une vache en particulier.

Cette règle sur laquelle l'accord est fait entre tous les hommes de science qui ont étudié ce sujet est, au contraire, en opposition avec l'opinion préconçue encore généralement répandue dans le public — c'est un de ces dogmes contre lequel il faut que le praticien et tous les gens instruits s'efforcent de lutter.

De quelle manière convient-il d'employer le lait animal, quelles modifications est-il utile de lui faire subir?

Nous ne saurions conseiller d'une façon générale de faire téter directement la femelle laitière par l'enfant, ce procédé est possible avec une chèvre, dont la taille s'y prête et qui est presque réfractaire à la tuberculose. Il faudrait avoir toujours soin de traire quelques cuillerées de lait avant que l'enfant tétât, pour ne pas lui laisser avaler le contenu des canaux lactifères et la sécrétion des glandes colostrales.

Mais avec une vache, le procédé ne peut être employé, à cause de la taille de l'animal, du danger des coups de pied et aussi parce que des vaches d'apparence générale saine peuvent être atteintes de tuberculose à forme insidieuse localisée aux mamelles.

Cette tuberculose, d'ailleurs difficile à constater cliniquement, lorsque les tubercules se présentent sous la forme miliaire et disséminés dans le tissu adipeux préglandulaire, n'a pu être démontrée que par la présence du baccille rectiligne de Koch et c'est elle qui a donné lieu au plus grand nombre de recherches expérimentales et contradictoires de la part de May, Nocard, Hippolyte Martin, Bang, Brast, Hirschberger, etc... et Koch lui-même.

Donc, pour nourrir un enfant au lait de vache, on se procurera du lait provenant du mélange de la traite de plusieurs vaches, pour avoir un lait d'une composition aussi constante que possible.

Mais il est presque ridicule de recommander cette précaution quand on songe au lait dont disposent la grande majorité des enfants des grandes villes.

Nous ne parlons pas du liquide vendu à bas prix et d'où le beurre et la caséine exclus sont remplacés par de l'amidon, du bicarbonate de soude, du biborate de soude dissous dans de l'eau sale, mais même les meilleurs laits transportés subissent des modifications importantes.

Le lait du dessus des grands pots renferme près de moitié plus de beurre que le lait du fond de ces pots lequel en revanche contient moitié plus de sels.

Les gaz normalement dissous dans le lait et qui contribuent puissamment à sa digestibilité par leur action excitante sur les glandes gastriques sont en partie éliminés par la trépidation provenant du transport en chemin de fer, des gaz qui restent, le dessus du pot renferme la presque totalité, le fond du pot presque rien.

Les laits les mieux bouchés, vendus sous cachets, présentent presque toujours une réaction acide très franche, résultant d'un commencement de fermentation absolument inévitable.

Les autres modifications subies par le lait frais non soumis à aucun agent chimique ou physique, de conservation, peuvent se résumer en :

1º Double fermentation résultant de l'action du « vibrio lactis » à la fois sur les albuminoïdes et le lactose du lait.

Cette fermentation ayant pour effet tant de transformer une partie du sucre du lait en acides de la série grasse (acides butyrique et lactique) que de coaguler la plus forte portion de la caséïne, tandis que le reste, ainsi que l'albumine, se dédoublent en syntonines et peptones solubles ;

2º Une prolifération plus ou moins grande des algues parasitaires (cause occasionnelle de la diarrhée infantile) que contient toujours le lait frais, lequel d'ailleurs est à l'égard de ces algues un excellent milieu de culture. Tel est l'état dans lequel le meilleur lait recueilli honnêtement, bouché soigneusement et transporté en ville dans le plus bref délai, parvient à l'enfant qui doit y puiser la vie.

A cause de ces inconvénients du lait frais transporté et de l'ignorance où l'on est de l'état de santé des vaches laitières et des précautions avec lesquelles le liquide a été manipulé, il est de règle de stériliser ce lait avant de le donner à l'enfant.

Le moyen pratique est de porter le lait à l'ébullition vraie (99 degrés c.) au bain-marie dans les flacons mêmes qui serviront de biberons en les coiffant d'une tétine nettoyée avec soin après chaque tétée. Si l'on coupe d'eau le lait destiné à l'enfant, l'eau doit être bouillie avec le lait dans le biberon.

Cette opération est rendue très facile par les nombreux appareils que livre actuellement l'industrie.

Les résultats en sont, dans la pratique, satisfaisants.

Cependant, la bactériologie et la chimie démontrent qu'un lait ainsi traité n'est pas complètement débarrassé des organismes vivants qu'il contenait, mais que surtout il renferme les toxines secrétées par ces organismes avant l'ébullition.

Or ces toxines paraissent avoir dans les maladies de l'appareil digestif de l'enfant un rôle au moins égal à celui des bactéries qui les ont engendrées.

Pour être à l'abri des uns et des autres, il faut non seulement être certain que les vaches laitières sont indemnes de maladies microbiennes transmissibles par le lait, mais encore il faut stériliser ce lait, immédiatement après la traite, avant que les bactéries qui existent dans le lait aient pu y déverser leurs produits de sécrétion. Il faut, en outre, que cette stérilisation soit poussée assez loin pour détruire certainement les germes et rendre inactives les toxines.

Ces conditions sont réalisées dans certains laits que fournit l'industrie, laits dits stérilisés.

La stérilisation pratiquée aussitôt après la traite est obtenue par une surchauffe du lait à 115 ou 120 degrés dans une étuve sous pression, et cela à plusieurs reprises.

Un tel lait se montre en général, à l'analyse bactériologique indemne de bacilles vivants, celui de la tuberculose y est notamment détruit. Il se conserve bien.

Chimiquement, il est peu modifié, sauf dans sa teneur en gaz.

Mais ses propriétés physiques sont certainement altérées, sa saveur est fade.

Physiologiquement, son usage dans l'alimentation de l'enfant ne donne pas les excellents résultats qu'on était porté à en attendre.

Comme autres moyens de conservation du lait on peut encore citer la réfrigération, bonne seulement pour un court temps et d'application difficile en tous temps et en tous lieux.

Enfin la conservation par contact avec le gaz acide carbonique dont nous ne connaissons pas encore les résultats.

Il nous faut résumer cette étude sur le choix de l'alimentation du nouveau-né, qui a pu paraître longue, mais qui était nécessaire pour éclairer l'opinion des mères à une époque où de multiples recherches ont entrainé des conclusions divergentes.

En nous basant sur l'expérience chimique qui est en fin de compte notre critérium, nous dirons :

Que l'aliment qui convient seul parfaitement à l'enfant est le lait de la mère. Qu'un enfant nourri au sein par sa mère, toutes autres conditions hygiéniques étant d'ailleurs remplies, ne sera pas, avec la même fréquence que les enfants nourris au lait animal, sujet aux variations constantes de poids, aux irrégularités de développement, aux troubles constitutionnels dont le plus manifeste est le rachitisme, aux dyspepsies presque constantes, allant des alternatives de diarrhée et de constipation jusqu'au choléra infantile, aux rhumes, bronchites, broncho-pneumonies, aux maladies infectieuses graves.

Que, d'ailleurs, au point de vue médical, toute mère est à même de nourrir son enfant, sauf les exceptions que nous avons indiquées et qui sont comme nous l'avons vu, en bien petit nombre.

Qu'à défaut de la mère, il faut confier l'enfant à une nourrice, prise avec son enfant chez les parents du nourrisson, ou nourrice prenant chez elle le nourrisson en continuant à allaiter son enfant.

Que des dispositions aisées à réaliser permettraient d'écarter les inconvénients actuels de ce mode d'allaitement qui doit être, au contraire, encouragé jusqu'au moment où de profondes transformations sociales mettraient toutes les mères à même de faire leur devoir.

Que si l'on est obligé d'avoir recours au lait animal, il faudra dans les grandes villes et en général toutes les fois qu'on aura du lait venu on ne sait d'où et trait on ne sait depuis quand, faire bouillir ce lait dans le biberon même.

Cette opération devra être exécutée par la mère elle même ou sous sa surveillance constante, ou bien on aura recours au lait stérilisé industriellement.

Si l'on est à même de surveiller les vaches laitières, la traite, et les diverses manipulations du lait, on peut donner à l'enfant du lait non bouilli, la pratique montrant que ce lait est mieux assimilé que le lait bouilli.

Telles sont les données sur lesquelles on peut s'appuyer pour résoudre le problème du choix de l'aliment du nouveau-né, problème de la plus grande importance puisque de ce choix dépend la santé et souvent la vie de l'enfant.

Nous en avons la preuve dans la statistique suivante que nous empruntons à la thèse du docteur Petit, lequel l'a établie à la clinique Baudelocque.

Enfants nourris par la mère au sein 15 morts sur 100 ;

Enfants nourris par la mère au biberon 32 morts sur 100 ;

Enfants nourris chez une nourrice au sein 71 morts sur 100 ;

Enfants nourris chez une nourrice au biberon 63 morts sur 100 ;

La mortalité plus grande ici, chez les enfants nourris par une nourrice au sein que chez les enfants au biberon tient à ce que, en réalité, les premiers étaient en général nourris à la fois au biberon et au sein et suralimentés — preuve de l'insuffisance des moyens actuels de surveillance.

III. — LES REPAS DU NOURRISSON

Quel que soit le lait qu'on donnera comme aliment à l'enfant il est indispensable de ne le lui fournir qu'en quantité et à des intervalles déterminés, qui dépendent de l'âge de l'enfant, de son état, et aussi de la nature du lait.

C'est là une règle que le bon sens le plus vulgaire indique comme évidemment nécessaire, puisque chez l'homme adulte et par conséquent plus résistant, des repas trop copieux ou irréguliers entraînent fatalement un désordre des fonctions digestives qui se manifeste soit par les malaises dramatiques de l'indigestion aiguë, soit par les troubles moins accentués mais plus persistants de l'indigestion chronique.

Quelle résistance pourrait opposer à la même cause de pertubations l'être qui vient de naître, qui, jusqu'alors n'a vécu que d'une nourriture que la mère a digérée pour lui.

Son appareil digestif s'est à peine revêtu des glandes chargées du rôle capital de secréter le liquide capable de transformer le lait en un liquide assimilable, son estomac marqué par une portion un peu plus dilatée du tube digestif ne possède pas une tunique musculaire suffisamment épaisse pour réagir contre la pression que détermine une trop grande quantité de liquide ingurgitée dans un trop court espace de temps.

La preuve directe des inconvénients qui résultent d'une surcharge alimentaire est fournie par les constatations suivantes.

Le docteur Comby, le distingué médecin de l'hôpital des Enfants-Malades, signalait le 18 juin 1897 à la Société médicale des Hôpitaux qu'il avait trouvé à l'autopsie d'enfants les cas de dilatations d'estomac suivants :

Chez les enfants de 18 jours à 3 mois, des estomacs d'une contenance double ou triple de la contenance normale, qui est de 50 à 100 centimètres cubes.

Plus tard — alors que la contenance normale de l'estomac était de 330 cent. c. l'estomac d'un enfant atteignait 740.

Tels sont les résultats dus à une alimentation mal distribuée.

Les premiers symptômes sont : la rougeur des fesses, l'éruption de petits boutons rouges sur tout le corps, des selles mal liées puis verdissant, enfin des hoquets, régurgitations et vomissements de lait caillé.

Ces enfants-là d'abord gras et lourds, subissent bientôt un arrêt de développement, puis une diminution de poids — leur dentition est retardée et irrégulière — toute leur ossification se fait mal et tardivement. Ils marchent plus tard que des enfants normaux — leurs jambes sont incurvées, manifestation évidente du rachitisme qui se marque d'autre part par l'élargissement de la base de la poitrine en forme d'entonnoir coiffant un ventre de crapaud. Tous les os, toutes les articulations peuvent présenter des déformations, des saillies — indices de la formation irrégulière du squelette.

Ces petits dilatés succombent souvent dès la première année.

Ils sont la proie de la diarrhée infantile, de la tuberculose ou des autres maladies contagieuses aiguës.

S'ils survivent, ce sont des maladifs, des patraques, dont le mauvais état de santé contraste avec un appétit presque insatiable.

Comment éviter cette fâcheuse dilatation d'estomac ?

Comme tout petit animal, l'enfant accepte très volontiers la nourriture tant qu'on se plaît à lui en donner.

Il appartient donc à la mère ou à sa suppléante la nourrice de ne lui donner que ce qu'il lui faut — et il appartiendra au médecin d'indiquer quelle est cette quantité de nourriture nécessaire et suffisante à l'enfant et, à quels intervalles on doit la lui donner.

D'après de nombreuses observations et expériences on a établi les données suivantes que nous reproduisons d'après un ouvrage récent du docteur Marfan (*Alimentation de l'enfant*, 1901).

Un enfant alimenté avec du bon lait de vache, doit prendre :

— Le 1ᵉʳ jour, suivant le poids de l'enfant, 24 à 40 grammes de lait coupé par moitié d'eau sucrée à 10 °/₀ avec du lactose (sucre de lait).

— Le 2ᵉ jour, 60 à 90 grammes du même mélange.

Le 3ᵉ jour, 200 grammes.

— Puis 260 à 300 grammes chaque jour, jusqu'à la fin de la première semaine.

— Depuis le 7ᵉ jusqu'au 30ᵉ jour, on ne coupe plus le lait que d'un tiers d'eau sucrée et la quantité du mélange doit varier de 300 à 600 grammes.

— Pendant le 2ᵉ mois, elle doit être de 600 à 700 grammes.

— Pendant le 3ᵉ mois, elle doit être de 700 à 850 grammes.

— Pendant le 4ᵉ mois, l'enfant peut prendre cette même quantité de liquide en 24 heures, mais il ne doit plus y entrer qu'un quart d'eau sucrée.

— Enfin, à partir du 5ᵉ mois, on donne du lait pur à la dose de 840 à 875 grammes pour 24 heures, pour arriver à la dose d'un litre vers le 9ᵉ mois.

— Telles sont les rations de lait généralement recommandées en France.

En Allemagne, les auteurs récents ont indiqué les très bons résultats obtenus en restant sensiblement au-dessous de ces quantités.

D'ailleurs, il faut tenir compte, en fixant à une mère les rations à donner à l'enfant, de ce qu'elle les augmentera toujours.

Cette quantité de nourriture doit être distribuée à l'enfant à intervalles réguliers, ces intervalles doivent être suffisants pour qu'un repas soit digéré avant qu'on en donne un nouveau.

Ces repas doivent aussi être assez espacés pour permettre d'avoir dans leur intervalle un sommeil suffisamment prolongé.

Mais d'autre part, ils ne doivent jamais être plus copieux que ne l'admet la capacité stomacale de l'enfant.

C'est en tenant compte de ces diverses conditions à remplir, qu'on a établi les règles suivantes qui doivent être scrupuleusement suivies par les mères et nourrices et imposées à l'enfant dès qu'on a laissé écouler les vingt-quatre premières heures qui suivent l'accouchement.

L'enfant de trois jours à un mois doit avoir neuf repas en vingt-quatre heures, dont huit pendant le jour, espacés de deux en deux heures et un pendant la nuit — tous ces repas égaux en quantité. C'est-à-dire que le premier repas aura lieu à six ou sept heures du matin — et sera constitué, pour l'enfant de trois jours, par vingt à vingt-cinq grammes d'un mélange en parties égales de lait de vache et d'eau sucrée au lactose à la proportion de dix pour cent. Un deuxième biberon renfermant exactement la même quantité du même mélange sera donné à huit heures si le premier a été donné à six et ainsi de suite de deux heures en deux heures très exactement jusqu'à huit heures du soir. — Le repas de la nuit aura lieu invariablement entre minuit et une heure.

A mesure que l'enfant avance en âge, la quantité de lait à chaque repas doit être augmentée régulièrement suivant la proportion par vingt-quatre heures et par âge que nous avons indiquée précédemment mais en suivant le même nombre de repas jusque vers la fin du premier mois.

A ce moment les repas seront espacés de deux heures en deux heures et réduits à sept pendant le jour, chaque repas sera donc un peu plus copieux, ce que permet la contenance plus grande de l'estomac de l'enfant.

Ce nombre de sept repas par jour et par nuit sera maintenu jusqu'au sixième mois.

A ce moment, et jusqu'à la fin de l'allaitement, l'enfant n'aura plus de repas la nuit et seulement six repas par jour espacés de trois heures en trois heures — ces repas seront donc de plus en plus copieux et en même temps plus nourrissants puisqu'ils seront composés de lait pur.

Telles sont les règles qui doivent présider à l'allaitement du nourrisson.

Elles sont, comme on le voit, fort précises mais, comme l'être vivant n'est pas une éprouvette graduée, et que les phénomènes biologiques et à plus forte raison les phénomènes pathologiques n'obéissent pas à des lois mathématiques, il ne faut considérer les chiffres que nous venons de donner que comme une base d'après laquelle le médecin règlera les quantités de nourriture qui conviennent à chaque enfant en particulier.

Pour cela il tiendra compte de son hérédité, de son poids à sa naissance, de la rapidité avec laquelle il s'accroît et de son état général.

C'est le médecin qui devra, dans chaque cas, et à intervalles suffisamment rapprochés, dicter la quantité de nourriture qui convient à l'enfant.

Dans cette détermination, il sera guidé par trois éléments principaux, l'examen de l'enfant, les renseignements de la mère sur la manière dont s'accomplissent ses fonctions, et le poids de l'enfant.

Ces trois éléments sont également nécessaires et le diagnostic qui s'appuierait sur un seul d'entre eux s'exposerait à une erreur d'appréciation dont souffrirait l'enfant.

Par exemple le praticien qui, se fiant à la sûreté de son coup d'œil, affirmerait qu'un enfant est en parfait état de santé parce qu'il lui semble gros et gras et sans fièvre, et se retirerait satisfait de sa rapide enquête — pourrait avoir la surprise désagréable d'apprendre 48 heures après que l'enfant est dans le coma par suite du choléra infantile ou se meurt de diphtérie.

Inversement, il est parfaitement ridicule et cela dénote une absence complète d'esprit clinique de ne s'attacher qu'à l'échelle des poids soigneusement relevés chaque jour ou même plusieurs fois par jour.

On s'alarme si la courbe du bébé ne suit pas exactement la courbe idéale construite théoriquement et surtout si de fréquentes diminutions de poids viennent contrarier une augmentation, somme toute, progressive.

L'expérience montre que tout enfant nourri au lait animal présente toujours dans ses poids des périodes d'augmentation rapide, suivies de périodes d'état stationnaire ou même de diminution que ne motivent ni diarrhée, ni constipation, ni infection d'aucune sorte.

Le même enfant ne tire pas chaque jour le même parti de la même nourriture. — Voilà la constatation à laquelle nous en sommes réduits, en attendant que nous possédions les moyens de déceler des différences de composition dans deux produits qui nous semblent identiques ou de percevoir des troubles de la santé de l'enfant qui, avec nos moyens de recherches actuels, ne peuvent être soupçonnés.

Mais le médecin averti, en tenant compte du parfait état général de l'enfant et des excellents renseignements que lui fournit la mère, surveille, sans s'alarmer, ces écarts qu'il sait fréquents et voit, sans étonnement, la courbe des poids reprendre bientôt sa marche ascensionnelle.

Les enfants nourris au sein ne présentent pas en général cet accroissement irrégulier et ce n'est pas là un des moindres avantages de l'allaitement par la mère ou une nourrice.

Cela ne veut pas dire que la courbe réelle des poids de l'enfant nourri au sein soit superposable à la courbe construite théoriquement.

Même chez les enfants les plus vigoureux, chez ceux qui assimilent le plus régulièrement une nourriture appropriée qui leur est fournie en quantités et à des intervalles convenables, même chez ceux-là, on remarque dans la série des poids quotidiens, des écarts, des plateaux, des chutes, mais la santé générale de l'enfant ne paraît pas s'en ressentir et le développement progressif se fait néanmoins d'une façon tout à fait satisfaisante.

L'emploi de la balance est donc indispensable pour la surveillance de la nutrition. — L'étude du poids constitue un des éléments essentiels de l'examen à l'aide duquel on règle les quantités de nourriture dont l'enfant a besoin.

Il faut peser l'enfant à sa naissance — si l'enfant est nourri au lait de vache, il suffit de le peser ensuite une fois par jour — s'il est nourri au sein, il est utile de le peser avant et après chaque tétée au début, puisque c'est le seul moyen de savoir quelle quantité de lait l'enfant a pris dans un temps donné — on peut ensuite, d'après ces premières observations, régler la quantité de lait par la durée du repas.

Toutes les mères connaissent la balance pèse-bébé qui n'est qu'une balance ordinaire à plateaux dans laquelle on couche le bébé nu avec un lange de poids connu.

Mais cet ustensile fort commode n'est pas indispensable.

Faute de le posséder, on peut utiliser tous les instruments de pesage, même si ces instruments ne sont pas précis on aura des résultats de comparaison exacts, en se servant toujours du même instrument.

Une bascule, une balance à plateaux, un peson même, peuvent être utilisés. Quels qu'ils soient, ces instruments rendent des services, et il ne faut pas que l'absence du plus commode d'entre eux soit un prétexte pour ne pas peser un enfant.

La balance est plus indispensable à la surveillance de la santé d'un nourrisson que ne l'est le thermomètre pour suivre le cours d'une maladie fébrile aiguë.

Il est vraiment regrettable que cette notion si évidente, d'une application si simple soit avec le réglage des tétées la plus difficile à faire accepter généralement par les mères.

Le motif de cette difficulté réside tout entier dans la peine qu'éprouvent les parents à entendre crier leur enfant sans rien faire pour calmer ses cris.

Voilà la pierre d'achoppement de l'établissement d'un régime hygiénique. Il faut pourtant choisir : ou bien on laissera crier l'enfant, sans lui donner à téter, si ce n'est pas son heure ; sans continuer à lui donner, s'il en veut encore après avoir pris la quantité voulue, bien plus, on le réveillera au risque de le faire crier, s'il dort à l'heure de ses repas. Ou bien, toutes les fois que l'enfant criera, on lui donnera le sein ou le biberon, on lui en redonnera s'il crie après avoir vidé sa bouteille ou tété pendant un bon moment, et on le laissera ensuite sans nourriture tant qu'il ne criera pas.

Les conséquences seront les suivantes :

En suivant la première méthode, au bout de quelques jours (trois ou quatre au plus, en commençant dès la naissance) l'enfant ne criera plus ou à peine quelques instants en dehors de ses heures de repas, il se réveillera de lui-même exactement à ces heures le jour comme la nuit, et si parfois l'enfant crie longuement dans l'intervalle, il faudra en rechercher la cause qu'on trouvera aisément soit dans une épingle qui le pique, soit dans un lange mouillé, soit dans l'évolution d'une dent, etc...

Au contraire, si l'on donne à téter à l'enfant toutes les fois qu'il crie, on arrive fatalement et rapidement à le mettre en état d'indigestion. L'enfant a le hoquet, régurgite du lait immédiatement après chaque repas, puis vomit le lait caillé quelques heures après ; ses selles augmentent de fréquence, sont constituées par un liquide granuleux, puis muqueux, enfin verdissent, l'urine foncée en couleur irrite la peau, les fesses deviennent rouges, s'excorient et se couvrent de boutons.

L'enfant a de la fièvre, s'agite en dormant et

cet état d'excitation peut aller jusqu'aux convulsions.

Dès qu'il est éveillé, il crie. Mais ce n'est pas la faim qui fait crier ce malheureux petit être, c'est la souffrance des coliques provenant de son estomac surmené, de ses intestins irrités.

Cependant plus il crie, plus on lui donne de lait et nécessairement plus l'enfant souffre.

Ce cercle vicieux se poursuit jusqu'à ce que l'enfant intoxiqué, vomissant tout liquide, tombe dans le coma et périsse.

A moins que les parents s'inquiètent avant que l'enfant soit tout à fait mal et que le médecin leur indique que la seule cause des cris de l'enfant est la souffrance de son appareil digestif surmené et le seul remède de le mettre au repos.

Et de fait, dans ces cas, la diète fait merveille : la diète hydrique, absolue ; c'est-à-dire que pendant vingt-quatre, quarante-huit heures, quelquefois 5, 6, 10 jours, on ne donne à l'enfant que de l'eau bouillie avec soin et légèrement sucrée (10 o/o de lactose). On voit avec ce régime sans médicaments augmenter légèrement le poids de l'enfant qui diminuait constamment et rapidement au moment où on lui fournissait de la nourriture autant et plus qu'il n'en demandait.

Ce phénomène, paradoxal en apparence, s'explique aisément si on réfléchit que l'excès de nourriture fournie au bébé ne pouvant être assimilée, fermentait dans le tube digestif qu'il irritait, d'où il était expulsé sans avoir été digéré ; cependant que se développaient dans ce tube digestif tous les germes qui, en l'état de santé, étaient sur lui sans action.

Il y a donc à la fois surcroît de travail de la part de l'appareil digestif, et travail sans aucun profit.

Ces aliments qui passent dans les selles sans avoir servi à la nutrition de l'enfant, ont provoqué la sécrétion de sérosité et de mucus intestinaux, en quantité parfois telle que l'enfant rejette par l'anus comme un jet de liquide.

De là la perte de poids qu'on observe. Si l'on supprime tout aliment l'estomac et l'intestin se reposent, cependant l'enfant récupère dans l'eau qu'on lui donne, les liquides qu'il a perdus en diarrhée et son poids reste stationnaire ou même augmente.

Ces faits sont tellement fréquents et tellement nets qu'ils devraient entraîner la conviction dans tous les esprits et la résolution chez toutes les mères de régler leurs enfants.

Elles y sont presque toutes décidées, au moment de la naissance de l'enfant quand le médecin les a renseignées. Nous disons : presque toutes, parce que quelques-unes d'entre elles sont assistées par leurs mères au moment des couches et que beaucoup de ces mères font au médecin qui conseille le réglage des tétées, cette réponse uniforme : « Toutes vos théories sont très jolies, mais, de mon temps, on ne s'occupait pas de tout cela, et les enfants s'élevaient aussi bien et mieux que maintenant. Moi qui vous parle et qui ai l'âge d'être votre grand'mère, j'ai élevé, 5, 6, 12 enfants. Ils ont toujours eu à téter tant qu'ils en voulaient et mon seul regret était de ne pas les voir en absorber davantage, et c'étaient des bébés superbes qui faisaient l'admiration de tout le monde. »

Voilà de quoi déconcerter un jeune praticien, d'autant qu'à ce discours tout l'entourage hoche la tête de plaisir en regardant avec un sourire ironique la figure déconfite du savant collé par la vieille grand'mère.

C'est le triomphe du gros bon sens populaire sur les « théories nouvelles ».

Et cependant là comme partout quand on peut examiner de près les faits en cause, le gros bon sens populaire n'est que niaiserie doublée d'hypocrisie. Ne répondez rien sur le moment à la grand'mère, laissez-là tout à la joie de sa victoire ; mais le lendemain, tout en causant amicalement, demandez-lui ce que sont devenus la douzaine de ses beaux nourrissons.

Vous apprendrez qu'ils n'ont pas eu de chance.

L'un est mort à six mois de convulsions « internes », « c'étaient les dents » ; l'autre a eu le carreau, « il n'y a rien à faire à cela » ; deux ont péri de « mauvaise bronchite » au moment d'être sevrés. Il faisait « un mauvais froid » au moment.

Bref, sur douze enfants, la bonne moitié n'a pas atteint deux ans ; les six autres ont laissé encore un déchet de moitié pendant la deuxième enfance et il en est parvenu trois jusqu'à l'âge adulte.

C'est justement là, l'effroyable proportion de morts qu'on relate dans toutes les statistiques dressées il y a une dizaine d'années, alors que florissait le système du gavage et que sévissait le biberon à tube.

N'essayez pas de démontrer à la grand'mère qu'elle vous a prouvé ce que vous lui disiez.

Elle ne comprendrait pas et vous insulterait; mais si vous tenez à transposer une unité de la colonne des décès dans celle des vivants sur les futures statistiques, adressez-vous au père et à la mère sans autre auditoire. Exposez-leur les faits, posément, sans enthousiasme, non à la façon d'un apôtre qui cherche à faire du prosélytisme, mais du ton d'un homme qui sait le danger d'un acte qu'un autre va commettre et tient à l'en avertir, en homme qui n'y a aucun intérêt, et vous laisse libre, une fois prévenu, de faire comme vous l'entendrez.

Cette démarche faite, n'en parlez plus. Généralement le résultat immédiat est que les parents sont ébranlés dans leur aveugle soumission aux habitudes courantes. Cependant ils ne règlent pas l'enfant tout de suite « parce qu'il est trop petit pour le laisser crier » et surtout parce que la grand'mère est encore là.

Mais quand la jeune mère est relevée de ses couches, la grand'mère disparaît. Déjà le bébé a eu sa première indigestion aiguë au cours de laquelle on vous a fait appeler en toute hâte par crainte de méningite ou de convulsions internes, les deux maladies dans la terreur desquelles vivent les parents et qui résument pour eux toute la pathologie infantile.

Faites mettre l'enfant à la diète pendant vingt-quatre heures, sans chercher à profiter de ce cas particulier pour en tirer un argument en faveur du réglage et attendez.

Une nouvelle indigestion aiguë ne tardera pas à se reproduire à la suite de laquelle l'enfant aura mal à la gorge et toussera, ou bien, sans crises aiguës, il s'acheminera vers l'état dyspeptique que nous avons décrit plus haut.

Du coup, les parents sont inquiets et même s'ils vous ont boudé un peu après votre désaccord avec la grand'mère, ils viendront remettre leur enfant entre vos mains, puisqu'en suivant le système de la grand'mère, le résultat n'a pas été brillant.

Gardez-vous de triompher bruyamment d'autant que vous ne tenez pas encore complètement la victoire.

Bornez-vous à faire à la mère des recommandations très précises sur le régime à faire suivre immédiatement à l'enfant sans indiquer que, désormais, il ne faudra plus s'en écarter, mais lui laissant supposer qu'une fois guéri, elle pourra de nouveau faire à sa guise.

Puis cette guérison obtenue, tenez à la mère ce simple langage :

« Voilà votre enfant rétabli, il dépend de vous qu'il continue à se bien porter ou qu'il retombe

malade selon que vous continuerez à le nourrir
comme je vous le dis ou comme vous l'avez
fait. »

Cette fois, croirait-on, le résultat cherché est
acquis, l'expérience est trop nette pour que la
mère retombe dans les mêmes errements dont
elle a touché du doigt le danger.

Eh bien non ! on recommencera à gaver l'enfant, pour ne pas le laisser crier.

Il est vrai que la faute n'en est pas à la mère
seule, souvent celle-ci laisserait bien la nuit crier
l'enfant, s'il se réveille avant son heure. Mais il
y a le père qui veut avoir son sommeil tranquille
et auquel les cris de l'enfant déchirent le cœur.

Vous lui avez bien fait comprendre que précisément le résultat du réglage des tétées est que
l'enfant ne criera plus, puisqu'il se réveillera
de lui-même, uniquement à l'heure de son repas.

Tandis que si on lui donne toutes les fois qu'il
se réveille, c'est toute la nuit qu'il criera, soit
pour avoir à téter, soit parce qu'il a des coliques :
le père vous comprend, mais vous objecte que
pour régler l'enfant il va falloir d'abord le laisser crier trois ou quatre nuits, c'est cela qu'il ne
peut supporter.

Ne pouvoir sacrifier trois ou quatre nuits pour
les avoir ensuite toujours bonnes et pour avoir
un enfant bien portant et surtout savoir, (parce
qu'ils le savent bien au fond), qu'ils seront
tôt ou tard obligés d'en arriver là !

Voilà un fait qui nous éclaire sur le degré de

civilisation auquel est parvenu notre race puisqu'il nous montre jusqu'à quel point la généralité des hommes peuvent mettre leurs actes d'accord avec leur raison.

Mais pour en finir, et dans l'espoir que quelques parents ne demandent qu'à être éclairés pour bien agir, envisageons un à un les divers arguments des partisans du « vieux système ».

1° « Si un enfant crie, c'est qu'il a faim donc il faut lui donner à boire. »

Qu'en savez-vous ? et s'il a une colique, ne criera-t-il pas — s'il a le ventre trop tendu et envie de rendre, ne criera-t-il pas ? — s'il se sent mouillé par de l'urine ou des matières refroidies, s'il a du sable dans son lit, ou une épingle qui le pique, ou un cordon trop serré, ou une dent qui lui tenaille la gencive, ne criera-t-il pas ?

Voilà ce qu'il faut déterminer — quand l'enfant crie, lui donner à boire supprime les réflexions et les recherches : c'est donc de la bêtise et de la paresse, qui se masquent sous la prétendue tendresse pour l'enfant.

Que l'enfant s'étouffe en criant, il n'y a aucune crainte, jamais, dans aucun cas — et puis, encore une fois, nous ne recommandons pas d'élever un enfant d'une façon qui le fasse crier — nous conseillons de ne pas lui donner à boire parce qu'il crie et nous affirmons que par ce moyen, il arrivera au contraire, au bout de quelques jours, à crier beaucoup moins que l'enfant auquel on donne tout ce qu'il veut.

Même argument pour les convulsions et la méningite.

Indiquons en passant ce que sont les convulsions, un de ces mots mystérieux qui jettent l'épouvante dans l'esprit des mères, surtout les convulsions internes (ainsi nommées parce qu'on n'en voit pas) les convulsions ne sont autre chose que des crises nerveuses. Elles se produisent chez des enfants nerveux de par leur hérédité et quatre-vingt-dix fois sur cent sont provoquées par une indigestion.

Le remède le plus efficace et le plus rapide consiste en un lavement évacuant, par exemple, avec de l'eau salée.

Quant à la méningite, — la méningite tuberculeuse est malheureusement fréquente dans les familles où vit un tuberculeux, mais, en dehors de ces cas, la méningite est exceptionnelle, c'est une complication rare de la grippe ou de quelques autres infections graves. Encore moins peut-elle être provoquée par des cris.

Ce que les parents prennent pour la méningite est presque toujours une indigestion ou un mal de gorge qui, lui-même, est une suite d'indigestion.

2° Si on le laisse crier il va se faire une hernie.

La hernie peut exister de naissance chez les enfants dont les anneaux par où peut sortir l'intestin sont restés ouverts.

Evidemment, ce sera surtout quand l'enfant criera que l'intestin sortira ; mais ce ne sont pas ces cris qui ont produit la hernie et ils ne l'aggravent pas.

Si la hernie n'existe pas de naissance, elle a d'autant plus de tendances à se produire, que l'enfant est plus gras — c'est l'amas de graisse sous la peau du ventre et aussi le gonflement permanent de ce ventre qui produiront la hernie.

Donc, c'est en ne donnant à l'enfant que ce qu'il lui faut, qu'on l'évitera.

3° On voudrait voir l'enfant grossir le plus vite possible.

C'est, en effet, un des plus vifs désirs non seulement de la mère et du père, mais de tous les parents. Il y a là comme une source de gloire qui rejaillira un peu sur toute la famille.

Pouvoir dire : « C'est mon neveu, ou mon petit-fils qui pèse le plus lourd de toute la commune », remplit presque autant d'orgueil le cœur d'un bon citoyen qu'une décoration du mérite agricole ou les palmes académiques.

Malheureusement le bel enfant disparaît quelquefois en vingt-quatre heures comme éclate un ballon trop gonflé, et en tous les cas, c'est sa santé future qu'on sacrifie à la gloriole familiale.

4° Le père dit : « Je ne veux pas entendre crier mon enfant; je ferai tout ce que vous voudrez, mais je travaille toute la journée pour nourrir mon petit : je ne veux pas, en rentrant chez moi, l'entendre crier, sans qu'on fasse rien pour le calmer. »

Ce sentiment est indéracinable parce que celui qui l'éprouve cesse de raisonner et refuse de vous écouter.

Si cependant, vous réussissez à vous faire entendre, dites-lui, à ce père, que justement vous voulez lui donner un bon repos, et empêcher son enfant de crier tout le temps.

Vous lui demandez quatre jours pendant lesquels vous lui conseillez de s'absenter de chez lui, s'il le peut. Quand il reviendra, l'enfant dormira ses nuits entières sans crier et le père pourra avoir son repos.

S'il ne veut pas essayer, c'en est fini de ses nuits — plus l'enfant grandira, plus on l'entendra crier et plus souvent ; il criera par gourmandise d'abord, puis par souffrance — s'il cesse de crier, c'est qu'il n'en aura plus la force, c'est qu'il sera bien malade.

CHAPITRE VI

LA JOURNÉE DU NOURRISSON

Sommaire :

Indications précises de tous les soins à donner à un
nourrisson dans une période de vingt-quatre heures.
— Ces soins prennent la majeure partie du temps
de la personne qui s'en occupe — mais laissent
néanmoins à cette personne la possibilité de vaquer
à son ménage, de ne négliger ni ses autres enfants,
ni son mari, ni même ses relations — à la condition
formelle que le nourrisson soit réglé, ce qui divise
la journée en périodes régulières avantageuses à la
mère et à l'enfant. — Faute d'observer cette discipline stricte, la venue d'un nouvel enfant est une
charge énorme dans une famille d'ouvriers ou de
petits employés vivant en ville — les enfants s'élèvent mal, la famille se désunit. Telle est une des
causes immédiates les plus fréquentes de la dépopulation. — Le remède est dans l'action constante du
médecin qui indique la manière d'élever le mieux et
avec le moins de frais et de peine le nourrisson. —
Cette manière de faire devrait être enseignée aux
enfants à l'école.

Dans ce chapitre nous nous proposons de
faire, à l'usage des mères, un tableau de l'emploi du temps consacré chaque jour au nourrisson.

Nous plaçant à un point de vue rigoureusement et exclusivement pratique, nous n'avons omis aucun détail dans la façon de procéder aux soins que nous jugeons indispensables, mais nous n'indiquons que des procédés simples tels que toute mère, quels que soient sa position sociale et le temps dont elle dispose, puisse suivre les conseils que nous lui donnons ici.

Nous envisagerons le cas d'un nourrisson de six mois bien portant et de constitution moyenne. Nous indiquerons à la fin de ce chapitre les soins différents que comporte un bébé plus jeune ou plus âgé.

L'enfant se réveille :

Comme il en a l'habitude, c'est à la même heure, presque exactement, que chaque jour il fait savoir à la mère par son léger cri, que sa nuit est terminée.

Elle le sait si bien que s'il a crié plus tôt elle a de suite soupçonné, cherché, et trouvé un malaise ou une cause de gêne, soit une mauvaise digestion, soit que l'enfant fasse des dents, soit qu'il ait trop remué et ait fait sauter ses épingles, etc...

De même s'il a dormi plus tard que son heure, elle sait qu'il doit être fatigué.

Mais l'enfant est bien portant et s'est réveillé à son heure habituelle, il le prouve d'ailleurs par le joli sourire qu'il fait à sa mère qui, de suite, vient le prendre dans son petit lit pour le porter auprès d'elle dans le sien et lui donner ce qu'il réclame et ce à quoi il a droit : son premier repas.

Si l'enfant est au sein les préparatifs sont brefs. Sur la table de nuit des tampons de coton hydrophile trempent constamment dans un petit récipient couvert renfermant de l'eau bouillie.

Un tampon d'ouate un peu exprimé au-dessus du vase de nuit ou du seau de toilette est passé rapidement sur le mamelon puis jeté et l'enfant n'a qu'à téter.

Quand il aura fini, la mère procédera au même soin pour le mamelon, et avec un autre tampon, enlèvera des lèvres et des gencives de l'enfant, rapidement, et d'un coup de doigt, les petits caillots de lait qui sont restés.

Si l'enfant est nourri au biberon il suffit de faire réchauffer le flacon rempli la veille de lait stérilisé.

Il suffit de le plonger dans sa petite marmite spéciale placée sur un fourneau à gaz, ou à pétrole, ou sur une lampe à alcool, de le coiffer d'une tétine propre, conservée dans un linge bien blanc et en cinq minutes tout est prêt : l'enfant est satisfait, souvent il se rendort ou se met à jouer dans le lit de la mère.

C'est pour la mère le moment de procéder à tous les préparatifs de la toilette et de la nourriture de l'enfant.

Il faut qu'elle prépare à la fois le bain, les effets nécessaires pour changer l'enfant et si l'enfant est au biberon, qu'elle stérilise le lait de la journée aussitôt qu'on le lui apporte. — Pour cette dernière opération, elle procède ainsi qu'il suit :

Les biberons sont soigneusement écouvillonnés et rincés successivement dès que chacun d'eux a été vidé et ils sont restés pleins d'eau. — Il va falloir les passer à l'eau bouillante.

Pour cela il suffit de les placer dans leur marmite spéciale (appareil Soxhlet ou Gentile) et de les faire bouillir au bain-marie pendant dix minutes, un entonnoir émaillée plonge dans l'eau bouillante de la marmite en même temps que les biberons ou y sera plongé dès qu'on les retire.

Retirés de la marmite, les biberons sont vidés de leur eau qui est immédiatement remplacée par le lait — versé directement des flacons de lait dans les biberons à l'aide de l'entonnoir — celui-ci n'est retiré de la marmite que pour être placé sur le biberon et ne doit dans aucun cas être posé sur la table, la commode ou en contact avec tout autre objet. — Pendant cette opération on a éteint le feu sous la marmite, mais l'eau est encore chaude ; on y replace les flacons pleins de lait et recouverts de leur petite fermeture en caoutchouc, on rallume le feu et on fait bouillir 40 minutes — la nourriture de l'enfant est prête jusqu'au lendemain. Pendant ce temps l'eau chauffe pour le bain.

Ce bain doit être donné 3 heures après le premier repas.

Il doit être à une température de 35 à 36 degrés ; il faut fermer au verrou ou à la clef toutes les portes de la chambre où l'enfant prend son bain parce qu'on pourrait en ouvrir une intempestivement, pendant que l'enfant est nu.

Dans la saison froide, c'est-à-dire tant que la température extérieure est inférieure à 10 degrés le matin, il est bon de faire un peu de feu dans la chambre où l'enfant prend son bain, et pendant le temps de ce bain : un feu clair, de bois, assainit la pièce qu'on n'a pu encore aérer, permet de ne pas refroidir l'enfant pendant qu'il est nu ou à peu près, et de chauffer les effets dont on va le revêtir.

La durée du bain est d'un quart d'heure au plus.

Théoriquement toute l'eau devrait avoir été bouillie, puis refroidie à la température nécessaire — sans discuter la stérilisation de cette eau bouillie versée ensuite dans une baignoire évidemment non stérilisée. Il nous suffit, pour ne pas conseiller ce procédé, qu'il soit impraticable à cause du temps et de la dépense de chauffage qu'il exige.

Nous nous contenterons donc d'un mélange d'eau froide ordinaire et d'eau bouillante en proportion que la mère aura vite appris à connaître pour atteindre la température voulue.

On peut additionner cette eau de son, d'amidon, et la parfumer suivant le goût de la mère, mais rien de cela n'est indispensable, sauf le sel au cas où le nourrisson est mou, déprimé, ou convalescent de maladie.

Dès que l'enfant est dans le bain, on lui mouille la tête avec de l'eau fraîche et on renouvelle cette opération deux ou trois fois pendant la durée du bain, ce qui évite tout malaise. Mais on doit laisser un linge noué en marmotte sur la tète de l'enfant.

Le corps de l'enfant est savonné dans le bain. Il faut éviter l'emploi des savonnettes parfumées, toutes irritantes pour la peau ; on doit leur préférer le savon blanc pur, sans aucuns parfums. Il ne faut jamais, dans aucun cas, savonner le visage de l'enfant.

Celui-ci doit être nettoyé à l'eau bouillie et au schampoing, ou mieux tout simplement à la vaseline à sec.

Quant aux cheveux, deux ou trois fois par semaine, on les nettoie avec de la décoction tiède de bois de Panama.

Aussitôt que la tète a été passée à l'eau de Panama et rincée, on la frictionne vivement avec une serviette sèche et chaude, puis légèrement avec une solution alcoolique, telle que l'eau de Cologne, de lavande, alcool camphrée, etc... et on enveloppe la tète d'un linge sec noué en marmotte.

L'enfant est retiré du bain, enveloppé d'un peignoir et d'une couverture bien chaude, couché sur les genous de sa mère, le corps devant le foyer où flambe un feu clair, abrité par un parétincelles. On va procéder à sa toilette.

Après un essuyage rapide avec une serviette bien chaude on fera avec avantage. si l'enfant est un peu débile, une friction générale à l'alcool sur tout le corps, puis on procédera très minutieusement au nettoyage de tous les replis naturels de la peau, il faut se servir pour cela de l'ouate hydrophile et de vaseline.

L'ouate doit être en aussi petits paquets que possible, la vaseline stérilisée en tubes fermés comme les tubes de peinture à l'huile.

On prend un tampon d'ouate sèche, on l'enduit d'un peu de vaseline qu'on fait couler par pression du tube et on passe dans l'intérieur d'une oreille (sans aucun petit bois ou instrument rigide) puis on jette ce tampon ; on en reprend un autre pour nettoyer l'extérieur de l'oreille et ainsi de suite pour l'autre oreille, les angles internes des yeux, le nez dont l'intérieur doit être profondément nettoyé à la vaseline, les aisselles, le nombril, dont tous les replis doivent être nettoyés avec soin, les organes génitaux pour lesquels il en est de même, les plis de l'aine, l'anus, et les doigts de pieds.

Puis on peigne l'enfant et on le poudre. Il faut proscrire absolument toutes les poudres malheureusement si employées, qui se dissolvent dans l'eau de manière à former des boues, telles que l'amidon, la fécule, etc...

La meilleure des poudres pour le corps des enfants est le talc : à son défaut on peut utiliser la poudre de lycopode.

L'emploi de la poudre est utile, mais il ne faut pas en soupoudrer tout le corps de l'enfant, ce qui occasionne une dépense fort inutile : un peu de poudre dans les plis de l'aine, sur les fesses, sous les aisselles, suffit largement.

Il faut aussi que la mère sache bien que si les fesses de l'enfant rougissent puis s'excorient, ce ne sont pas des sacs de poudre quelle qu'elle soit qui guériront ces lésions. Celles-ci sont causées par l'action sur la peau d'une urine irritante ; cette urine est irritante parce que l'enfant digère mal. Réformez donc ce qui cloche dans le régime alimentaire de l'enfant et dans l'espace de 48 heures toute rougeur de la peau aura disparu, même sans l'aide d'aucune poudre. Néanmoins il est toujours bon de poudrer un peu dans les plis naturels.

L'enfant est propre, sa peau est nette des pieds à la tête.

Il faut rapidement l'habiller. Nous ne pouvons approuver la complication vraiment extrême et évidemment inutile de la toilette d'un nourrisson.

Il faut cependant nous incliner devant la tradition, la crainte du froid qui hante la mère, et le souci de la coquetterie.

Nous indiquerons donc comment une mère raisonnable habille son enfant.

Autour du ventre une bande de flanelle qui fait deux fois le tour, aux pieds des chaussons de laine ; sur le haut du corps : une brassière de toile, une de flanelle, une de piqué blanc ou de laine suivant la saison ; par dessus, une couche de toile ou de coton, un carré ou lange de tissu éponge, un lange de laine, un cache maillot, une bavette.

La tête nue en toutes saisons. Depuis plusieurs années on adopte souvent la couche-culotte qui nous paraît préférable tout au moins à partir de trois mois et quand la saison n'est pas froide.

Si l'enfant a une tendance à la constipation, c'est au sortir du bain qu'on doit lui mettre un suppositoire qui sera, soit un petit ovule de glycérine solidifiée, soit du beurre de cacao, soit une boulette de miel et beurre pétris ensemble.

Aussitôt ces soins pris, il est grand temps de donner à l'enfant son deuxième repas.

Il aura même fallu dépasser l'intervalle ordinaire qui à cet âge est de trois heures, mais cette infraction à la règle (qui doit être la seule de la journée) est commandée par l'utilité du bain et par la nécessité de laisser un intervalle suffisant entre le premier repas et ce bain.

Donc, si le réveil suivi immédiatement du premier repas a eu lieu à six heures, le bain aura été donné à neuf et le deuxième n'aura lieu qu'à dix.

La matinée de la mère aura donc été tout entière consacrée à l'enfant. Mais maintenant elle est libre jusqu'au soir, elle n'aura qu'à donner ses repas à l'enfant aux heures voulues, c'est-à-dire à une heure, quatre heures et sept heures, à l'étendre pour qu'il fasse ses besoins avant chaque tétée et à le changer s'il est sali, toujours avant la tétée.

Dans l'intervalle de ses repas — l'enfant doit dormir et prendre de l'exercice — il doit dormir au moins trois heures. C'est d'ordinaire après le repas qui suit le bain que l'enfant fait son somme de la journée.

Ce repas un peu retardé a été un peu plus copieux et l'effet sédatif du bain aidant, l'enfant dort d'un sommeil calme et profond.

La mère a devant elle au moins deux grandes heures de tranquillité. C'est l'heure à laquelle elle doit fixer son déjeuner. Pendant ce temps les chambres à coucher doivent être aérées, quel que soit le temps, sauf celle où l'enfant est couché qui a dû être aérée pendant qu'on procédait à sa toilette. L'hiver, après son troisième repas qui a eu lieu à une heure, on devra sortir l'enfant jusqu'à quatre heures, heure du quatrième repas. L'enfant peut sortir quelque temps qu'il fasse, sauf quand il neige, quand il dégèle, quand il fait un trop grand vent ou un brouillard épais.

Il devra être promené dans une petite voiture où il soit à l'abri du vent et de la pluie.

Dans les cas exceptionnels où on ne peut le sortir, il sera pendant ce temps laissé dans une pièce, les fenêtres ouvertes, mais habillé comme pour la sortie.

Cet habillement se composera d'un bonnet chaud pour la tête et d'un manteau épais.

Après le repas de quatre heures les fenêtres et les portes seront hermétiquement closes, on allumera du feu dans la chambre de l'enfant de façon à obtenir une température de 15 degrés au moins, on lui enlèvera son maillot, s'il en porte, et on le laissera libre d'agiter ses jambes et de se rouler sur un tapis recouvert d'une toile ou une grande paillasse également recouverte d'une toile. On lavera cette toile aussi souvent qu'il sera nécessaire.

En été, l'enfant ne sera au contraire sorti qu'après 4 heures.

Il sera habillé plus légèrement — et il consacrera au jeu l'intervalle de 1 heure à 4 heures dans une pièce aérée, mais dont les volets seront fermés pour éviter la trop grande chaleur.

Avant le repas du soir qui aura lieu à sept heures on procède à la toilette de nuit du bébé.

Comme avant chaque tétée, mais avec plus de soin, on change les vêtements souillés, on nettoie les mains, le visage, les fesses de l'enfant, on le poudre, et on le couche.

La literie différera suivant la température. Si on a l'habitude de faire du feu la nuit en hiver — la literie et l'habillement de nuit de l'enfant seront les mêmes toute l'année.

L'habillement consistera en :

Longue chemise de toile.

Très longue robe de nuit en laine ou tissu de coton épais munie de deux solides cordons à son extrémité inférieure, cordons qui seront attachés aux pieds du lit sous le matelas.

La literie se composera de :

Un paillot de varech fin,

Un de balle d'avoine,

Un oreiller de crin,

Une toile cirée blanche — deux draps.

Une couverture de laine.

Un couvre-pieds en tricot de laine.

Si on ne fait pas de feu dans la chambre l'hiver, l'habillement en cette saison sera celui de la journée, sauf le cache-maillot qui est retiré et, dans ce cas, on supprime le drap de dessous. — L'enfant est directement couché sur la toile cirée.

Après le repas du soir, l'enfant s'endort, la mère peut dîner tranquillement. Sa besogne est terminée.

Avant de se coucher, à dix heures, elle donnera à l'enfant son premier repas de la nuit et entre minuit et une heure son second. Il est, en général, inutile de changer l'enfant au moment de ses tétées de la nuit surtout si la chambre est sans feu.

Cependant, si l'enfant s'écorche facilement, s'il crie dès qu'il est mouillé, ou si l'on craint qu'il prenne l'habitude de faire ses besoins sans prévenir, quand il sera plus grand, on peut le rechanger au moment des tétées de la nuit.

Chez l'enfant plus jeune — âgé d'un mois par exemple, les repas seront plus fréquents, moins espacés, moins copieux, ainsi que nous l'avons exposé au chapitre de l'alimentation du nourrisson.

Les bains seront donnés de la même façon.

L'habillement sera un peu différent : presque toutes les mères mettent l'enfant au maillot jusqu'à trois mois et n'adoptent la couche-culotte pour l'enfant qu'après cet âge.

Chez l'enfant plus âgé, à un an, les repas sont

aussi espacés dans le jour, mais plus copieux et il n'y aura plus de repas la nuit ; c'est-à-dire entre six heures du soir et six heures du matin. Dans tous les cas, l'enfant ne sera plus en maillot et on lui mettra des vêtements qui permettent aux membres de se mouvoir en toute liberté.

Ainsi détaillée, la besogne que nécessite un nourrisson de la femme qui le soigne pourra sembler, au premier abord, au-dessus des forces de cette personne. Et cependant, il n'en est rien.

Nous connaissons quelques mères qui, tout en élevant parfaitement leur enfant, en remplissant scrupuleusement tous les devoirs que nous avons indiqués, trouvent le temps de s'occuper de leur mari, de leurs autres enfants, de leur ménage, et même conservent leurs relations et leurs occupations intellectuelles.

Envisageons le cas d'un ménage d'ouvriers : la mère ne peut avoir personne qui l'aide dans sa besogne auprès du nouveau-né ni dans son ménage.

Elle doit donc trouver le temps de préparer la nourriture, laver, et entretenir sa maison.

Il ne faut pas qu'elle compte faire l'ouvrage de la maison le matin, depuis le réveil jusqu'à dix heures. L'enfant absorbe à ce moment tous ses soins ; cependant, elle peut trouver le temps de débarbouiller et habiller ses autres enfants. A 10 heures, elle peut laisser le nourrisson couché seul, pourvu qu'aucun autre enfant plus âgé ne reste auprès de lui et elle peut aller faire

ses provisions, puis préparer son déjeuner e
déjeuner avec toute sa famille.

Après le repas d'une heure du nourrisson, l
mère, si elle ne sort pas, a jusqu'à quatre heure
tout le temps de faire son ménage ou de laver
ou repasser, racommoder, etc...

De quatre heures à sept heures, elle peu
aisément faire ses provisions en promenant l'en
fant l'été, ce qu'elle fait entre une heure et qua
tre heures en hiver et inversement. A sept heures
le repas du soir se prépare pendant qu'on pro
cède à la toilette de nuit du bébé, puis la mèr
est absolument tranquille et peut dîner, range
chez elle et se reposer avec son mari et ses en
fants.

Enfin, en se couchant, elle n'a qu'à donner a
nourrisson le sein ou un biberon tout prêt qu
se réchauffe en trois minutes. Au milieu de l
nuit, elle est réveillée à heure fixe pour la mêm
opération et peut dormir sans interruption dan
l'intervalle, ce qui lui accorde huit heures d
sommeil.

Donc cette besogne, qui paraît si compliqué
et si longue, permet à la mère de dormir trè
suffisamment, de manger tranquillement e
d'accomplir son travail nécessaire pour so
ménage.

Mais voyons un peu comment se tire d'af
faire la mère qui, dans la même condition so
ciale, élève son enfant suivant « le bon vieux sys
tème ». Comprenez par là qu'elle ne s'inquièt
ni de le baigner, ni de lui faire respirer l'air pur

ni de lui laisser dégourdir les membres, ni de lui fournir une nourriture en proportions voulues, mais qu'elle ne craint que deux choses : que l'enfant manque de nourriture et qu'il ait froid.

Il n'y a pas d'heure de réveil : trois, quatre fois dans la nuit, quelquefois même plus souvent l'enfant a crié et chaque fois la mère lui a donné ou le sein ou du lait tiède qu'elle a soin de cacher sous les couvertures ; l'enfant puise dans le même biberon tant qu'il y en a.

La nuit a donc été fatigante pour l'enfant et pour la mère ; aussi le matin, la pauvre femme se lève éreintée pour habiller les autres enfants et leur donner à manger, puis souvent se recouche un instant jusqu'à neuf heures, si le nourrisson veut bien la laisser reposer ; sinon, elle lui donne toujours à boire et le promène ou le tient sur ses bras ; de guerre lasse, elle a fini par le coucher près d'elle et n'a pas dormi d'un sommeil profond de crainte de l'écraser en se retournant ce qui arrive malheureusement trop souvent.

C'est avec ce paquet fragile et encombrant sur un bras qu'elle va essayer de nettoyer chez elle et de préparer son manger.

Par moments, l'enfant qui a le ventre gonflé de lait non digéré, s'il se trouve penché la tête en bas, rejette une gorgée de lait et crie de plus belle.

Vite on le secoue un peu, ce qui le fait rendre à nouveau, puis on lui redonne immédiatement à boire, « pour remplacer ce qu'il a perdu ». L'expression est typique et nous ne l'avons que trop souvent entendue.

C'est avec cet enfant toujours criant, toujours buvant et toujours sur les bras que la mère mangera. Il est vrai que cela lui donne l'occasion de faire goûter à l'enfant de tout ce qui est sur la table ; c'est d'abord un croûton de pain sec pour faire ses dents ; puis on trempe le croûton dans la sauce pour lui donner un peu de goût : « il faudrait avoir le cœur vraiment dur pour laisser son enfant manger du pain sec pendant qu'on mange du fricot ». Le père mû par le même bon sentiment lui trempe une croûte dans du vin. Puis on donne au nourrisson une pomme de terre au lard qu'il arrive à ingurgiter au ravissement des parents satisfaits de voir que pendant tout ce temps, il ne crie pas, pour la première fois de la journée.

Enfin, le repas se termine par un morceau de sucre trempé dans le café et très souvent dans la goutte.

Dans certaines contrées de Normandie, c'est du cidre chauffé avec de l'eau-de-vie qu'on donne aux jeunes enfants quand ils paraissent avoir des coliques ; remède qui, disent-ils, réussit très bien pour les bestiaux. Du déjeuner au dîner le temps s'écoule de la même façon ou bien l'enfant déjà souffrant de mauvaises digestions et de coliques dort à peine une heure de suite et se réveille en criant et la mère aussitôt le prend dans ses bras ; ou bien au contraire, ayant mal dormi la nuit, il s'endort d'un sommeil profond pendant trois ou quatre heures de suite. Dans ce cas, la mère absolument satisfaite mais éreintée et prévoyant une prochaine mauvaise nuit s'empresse de se reposer elle-même.

Vers le soir, réveil bruyant du bébé qui réclame à boire, réveil brusque de la mère qui se désole, voyant que tout son travail de la maison reste à faire. Le ménage est expédié. L'enfant confié à une voisine pendant que la mère court aux provisions et prépare son dîner, et le repas du soir se passe comme celui de midi.

Comment trouver le temps de laver son linge ? de faire quelques commissions un peu plus longues ? La mère n'est jamais tranquille de laisser l'enfant à une voisine qui peut ne pas en prendre soin. Elle préfère le laisser à la garde de ses autres enfants (et cependant le même fait se répète assez souvent) les allumettes frottées par les grands pour avoir le plaisir de les voir s'allumer mettent le feu au berceau qui flambe et la mère rentre juste au moment où les voisins ou les pompiers redescendent les cadavres ou les corps méconnaissables de ses enfants. Pourquoi donc ne pas laisser l'enfant seul, absolument seul, sans aucun animal, aucun être vivant dans la chambre fermée à clef, sans feu et attaché dans son lit ? Que peut-il lui arriver de nuisible dans ces conditions ? Il va crier ! Beaucoup moins et moins longtemps que s'il y a quelqu'un auprès de lui. Après quelques instants de cris qu'il comprendra vite inutiles, il se taira et s'endormira.

Dans quelques grandes villes on a installé aux frais des municipalités ou de la charité publique des crèches où l'on garde les enfants dont les mères sont forcées de s'absenter.

Toutes les crèches offrent le même inconvénient grave d'être un foyer de propagation des maladies contagieuses.

Cependant il est un système de crèches qui ont leur utilité : ce sont celles qui dépendent d'une usine où travaillent les mères. Celles-ci peuvent dans ces conditions, à intervalles réguliers venir donner à leur enfant les soins nécessaires. Une femme de service maintient constamment les enfants et le local en parfait état de propreté. Il n'en existe pas en France de ce genre à notre connaissance.

D'ailleurs nous n'avons envisagé que le cas d'une ouvrière ayant quitté l'usine pour s'occuper uniquement de ses enfants ce qu'elle est bien obligée de faire dès qu'elle en a plusieurs.

Nous voyons donc que cette mère, si elle ne veut pas régler son enfant et le laisser crier dans son lit, ne trouvera le temps dans la journée, ni de le baigner, ni de le nettoyer convenablement, ni de faire son ménage, ni de manger tranquillement, ni de se reposer. Telle est véritablement l'existence de la grande majorité des femmes du peuple chargées de famille.

Leur intérieur devient un taudis d'où le mari s'enfuit pour aller chez le marchand de vin où il est tranquille et confortablement. Leur vie est un supplice, sans un moment de repos. Leurs enfants et elle-même souffrent constamment de névralgies, douleurs de tête, coliques, etc..., jusqu'au moment où la tuberculose s'établit et les emporte tous, et tout cela peut être complètement et facilement évité : il suffit de régler le nourrisson.

Voyons maintenant comment une mère appartenant à la petite bourgeoisie peut organiser son existence pour élever convenablement un nourrisson.

Elle a, contrairement à l'ouvrière, la possibilité de se faire aider dans son travail de la maison par une bonne, mais elle a des devoirs sociaux à remplir.

La mère n'a donc à faire elle-même ni son ménage, ni la cuisine, ni le blanchissage, mais il faut cependant qu'elle y aide, qu'elle conseille et surveille.

Cela lui est très possible : avant de procéder à la toilette de l'enfant qui va la retenir à peu près toute la matinée, la mère doit donner ses ordres, faire lever et habiller les autres enfants. Son nourrisson nettoyé, satisfait et endormi à dix heures, elle peut elle-même aider au ménage et à la préparation du déjeuner qui doit avoir lieu à onze heures.

Elle a du temps à dépenser avec son mari, ses enfants, et même peut recevoir des parents et des amis, son nourrisson ne la réclamant qu'à une heure.

L'après-midi, elle promène elle-même son enfant ou le surveille pendant qu'il joue, cependant que la bonne a toute liberté de s'occuper du travail de la maison ; ou si la bonne sort l'enfant, la mère a la possibilité de sortir faire des achats, de rendre ou recevoir des visites, de lire ou d'écrire.

Enfin, le soir, une fois l'enfant couché, la soirée de la mère est tranquille, elle peut sortir l'été, aller dîner en ville ou recevoir à dîner chez elle, tenue seulement de donner à son enfant son repas exactement à dix heures.

Il est donc évident que la venue d'un nouvel enfant dans une famille de la petite bourgeoisie et le souci de lui donner tous les soins voulus, ne condamneront la mère ni à un surcroît de dépenses par l'adjonction d'une bonne supplémentaire, ni à l'obligation de cesser complètement ses relations et ses occupations habituelles.

La mère est seulement tenue de régulariser l'emploi de son temps de façon à donner à l'enfant ses repas à heures fixes et par conséquent de ne s'absenter que dans l'intervalle et de consacrer à l'enfant à peu près toute sa matinée. Et encore si la mère nourrit l'enfant au sein, gagne-t-elle énormément de temps sur le programme que nous avons fixé, n'ayant ni à faire stériliser le lait qu'on lui apporte, ni à faire réchauffer chaque biberon, ni à rincer et stériliser ses bouteilles.

Cette économie de temps se chiffre par au

moins trois heures par jour. Quant à l'économie
pécuniaire, elle est énorme — tant en lait,
qu'en flacons, appareil de stérilisation et dépense de combustible, un enfant élevé au lait
stérilisé coûte au minimum deux francs par
jour.

Si l'on ajoute à ces frais ceux de médecin et
de pharmacien que nécessite toujours davantage
un enfant élevé au lait animal, quelque soins
qu'on en prenne et quelque robuste qu'il soit—
on trouve dans ces considérations d'ordre matériel et peut être par cela même destinées à plus
frapper, un argument sérieux en faveur de l'allaitement au sein.

Mais quel que soit le mode d'alimentation employé, la mère ne peut jouir des longs moments
de liberté qui séparent les tétées qu'à la condition formelle que, dès le début, dès la naissance,
elle ait pris la ferme décision de ne pas donner
à boire à l'enfant, de ne pas le prendre dans ses
bras, ni de le bercer quand il se met à crier.

Comme nous l'avons dit déjà plusieurs fois,
il suffit de deux à quatre jours de patience, de
résignation, d'énergie soutenue par la raison,
pour régler l'enfant qui s'habitue à ne plus demander à boire en dehors de ses heures.

Si, en dehors de ces moments fixes, il crie, il
faut rechercher la cause de ces cris : cela peut
être parce qu'il est mouillé, parce qu'une épingle le pique, parce qu'il a froid ou trop chaud,
parce qu'il souffre d'une colique ou d'une dent
— il faut y remédier autant que possible —

mais il faut abandonner ces deux coutumes invétérées et stupides de donner à boire à l'enfant parce qu'il crie ou de le secouer soit dans un appareil à cet usage, soit dans les bras sans savoir s'il ne crie pas justement parce qu'il a trop bu — et sans réfléchir qu'en le berçant on n'enlève pas la cause de ses cris, mais qu'on prend une habitude qu'il faudra ensuite toujours conserver.

Dès lors le temps de la mère sera, jour et nuit, employé ou plus exactement gâché à secouer l'enfant avec accompagnement de chansons ou mélopées bizarres et déplaisantes que les mères se transmettent fidèlement de générations en générations.

La mère n'aura de repos ni pour manger ni pour dormir, elle ne pourra donner à son enfant ni bains, ni soins convenables, elle sera forcée de vivre en dehors de son mari, de ses enfants, de ses parents, de ses amis, esclave et prisonnière non de son enfant, mais de son manque d'intelligence ou d'énergie.

Le père furieux d'entendre toujours pleurer l'enfant fuira la maison.

Comme récompense, l'enfant périclitera, et disparaîtra aux premières chaleurs, laissant la mère affaiblie, anéantie et désespérée mais gardant dans sa conscience la satisfaction d'avoir cependant sacrifié à son enfant tous ses plaisirs, tous ses repos.

Elle n'a pas à se reprocher de l'avoir une seule fois laissé crier. Il faut que le médecin ait le courage de lui dire à cette mère, que c'est elle qui a tué son enfant — que ce dont elle se glorifie est une lâcheté vis-à-vis d'elle-même, un crime vis-à-vis de son enfant. Il faut le lui dire, quelque dur que cela soit, parce que la santé et la vie des enfants qu'elle peut avoir ensuite, en dépendent.

Il faut le lui dire comme il faut dire à un syphilitique de se soigner, à un tuberculeux de ne pas cracher par terre, pour éviter qu'ils en contagionnent d'autres.

La mère faible d'esprit et de caractère qui ne veut pas laisser crier son enfant est un danger social.

Elle tue ses enfants ou en fait des malingres et des êtres souffreteux pour toute leur existence.

Elle empêche les autres mères qui y seraient disposées de bien agir, en les accusant d'être mauvaises mères et de laisser crier leurs enfants.

Il faut lutter contre elles ou plutôt les défendre elles mêmes contre leur faiblesse, soutenir leur bonne volonté.

Il faudrait, dès l'école, que les petites filles fussent très complètement et très exactement renseignées sur la façon dont on nourrit un jeune enfant.

Il faudrait qu'elles assistassent, toutes les fois que c'est possible, aux visites des médecins dans les crèches et pouponnières bien organisées et surveillées, et qu'elles se formassent une convic-

tion en voyant la différence entre un enfant réglé
et ceux qui ne le sont pas.

Il faudrait qu'elles abordassent leur rôle de
mère, si fermement convaincues de la nécessité
de nourrir elles-mêmes leur enfant et de le régler, qu'elles puissent rire au nez de la première
commère qui voudra leur servir l'éternel argument du bon vieux système et des dix, quinze,
trente enfants qu'elle a élevés avec des pâtées
de pommes de terre et qui étaient si beaux.

Il faudrait que non seulement elles fissent
bien, mais puissent convaincre les autres mères
de faire bien.

Voilà ce qu'il faut et ce qui suffit pour abaisser la mortalité des nouveau-nés dans une proportion que nous n'hésitons pas à évaluer à
trente pour cent.

Enfin voilà ce qu'il faudrait pour que la venue d'un nouvel enfant dans un ménage d'ouvriers ou de petits bourgeois ne fut plus une
calamité, une cause de brouille entre le père et
la mère, une somme de dépenses qui amènent
le déficit dont on ne se relèvera pas et par conséquent voilà ce qui lutterait contre la dépopulation.

Nous avons choisi à dessein comme types ces
deux classes sociales, parce que ce sont les plus
nombreuses de beaucoup et parce qu'en dehors
d'elles, la question n'a plus d'intérêt.

En effet, dans un ménage tout à fait indigent,
qu'importe un enfant de plus ou de moins. S'ils
vivent en dehors de la société (bohémiens.

nomades, etc.), la mère élèvera celui-ci comme les autres de son lait pauvre et le couvrira de quelques haillons et généralement il viendra bien — étant d'une race résistante et n'ayant pas à craindre la suralimentation. — Si l'indigent est à la charge de la société, et émarge au bureau de bienfaisance, il est infiniment plus heureux que beaucoup d'ouvriers qui ne vivent que de leur travail.

Au contraire, si nous envisageons les hautes classes de la société, nous voyons que la venue de l'enfant comme son mode d'élevage et son éducation sont soumis à des lois spéciales et contre lesquelles le médecin n'a aucune action — mais qui répondent toutes au souci de tenir son rang — c'est-à-dire de manifester par les moindres actes, l'étendue de sa richesse.

Dès lors l'enfant muni d'une nourrice, d'une gouvernante et de plusieurs bonnes, est étouffé dans des chambres non aérées et chauffées au calorifère, emmitouflé quand il sort de manteaux ouatés et couvert de rubans d'où émerge à peine sa pauvre petite face pâle.

Ceux-là n'auraient pas dû naître, car ils apportent une hérédité généralement mauvaise — ils meurent en grand nombre, par excès de soins mal compris — et nous n'y pouvons rien parce que nous nous heurtons à une sorte de raison d'état.

Ils constituent d'ailleurs comme nombre et importance une très faible minorité dans toutes les nations, et leur perte n'est généralement pas un mal, au contraire même, car il sont, à part de très honorables exceptions près, des êtres inutiles, sinon nuisibles à la collectivité, car ils sont absolument improductifs intellectuellement.

CHAPITRE VII

L'HABITATION DU NOURRISSON.

Sommaire :

Chaque famille devrait avoir, dans son logement, outre
une salle de bains aussi simple que possible, une
chambre spéciale pour le nourrisson. — Cette chambre doit être à peu près sans meubles, bien ajourée,
et pouvant être lavée aisément. — Ces conditions,
difficiles à réaliser dans les grandes villes, entraînent
la nécessité de l'émigration dans la banlieue de tous
ceux qui ne sont ou très riches ou très pauvres. —
Il serait infiniment désirable que la journée de
travail des plus malheureux ouvriers ne fût pas
prolongée de telle sorte qu'ils ne puissent, en dehors
de l'usine, vivre dans une atmosphère non viciée et
y faire vivre leur famille.

Dans tous les ménages où cela n'est pas impossible, il doit y avoir une chambre spéciale
pour le nourrisson. Les Anglais appellent cette
chambre « *nursery* » et la jugent aussi indispensable que nous nous en soucions peu en France.

Quelles difficultés spéciales cette organisation
rencontre-t-elle dans notre pays?

Une des principales est que dans les grandes
villes, le prix des loyers entraîne l'exiguïté des

appartements et qu'on hésite, même dans les familles aisées, à prendre une pièce en supplément à l'usage du bébé.

En Angleterre, il est rare que les gens aisés habitent les grandes agglomérations.

Tous ceux qui composent la classe si nombreuse des « *businessmen* », tous ceux qui sont dans les affaires, ont leur bureau ou leur magasin dans le centre de la ville et leur famille installée dans la banlieue.

Les trains fréquents permettent au père de famille de se rendre, sans perte de temps, à ses affaires auxquelles il consacre sa journée de dix heures à cinq ou six heures — et de revenir passer la soirée dans le cottage familial. — L'organisation de ce cottage est tout entière subordonnée au bien-être de ceux qui y vivent et ne vise pas du tout à exciter l'admiration du visiteur ou à jouer au petit château, comme tant de constructions de la banlieue de nos grandes villes.

Ce qui frappe tout d'abord dans ces habitations familiales anglaises, c'est l'exquise propreté qui se manifeste par le brillant des faïences et des cuivres, le poli des boiseries simplement cirées. Le sol est dallé au rez-de-chaussée, les parquets cirés et bien jointés à l'étage supérieur généralement unique ; tout est verni ou laqué aussi bien dans l'ameublement que sur les murs ou le sol ; tout peut se laver et est lavé fréquemment.

Une seule pièce de cette habitation est ouverte au public, c'est le parloir, qui ne correspond pas au salon de nos ménages bourgeois : le salon français est une pièce généralement meublée avec une recherche de luxe à bon marché et on ne l'ouvre qu'une fois par semaine, le jour de réception, tandis que le parloir anglais est la pièce où toute la famille se tient constamment sauf aux heures des repas et du coucher. Chacun retrouve là ses objets familiers : la mère de famille son fauteuil, sa table à ouvrage, et sa petite table avec les quelques livres de prédilection ; le père y retrouve ses magazines et ses divers journaux. Dans un coin est le bureau pour écrire, dans un autre la table où l'on sert le thé. Hors cette pièce où l'on reçoit les visiteurs, généralement à l'heure du thé, la maison est fermée à tous les étrangers, les autres pièces n'étant destinées qu'à la vie intime de la famille.

Aussi les chambres à coucher sont-elles meublées uniquement des objets utiles au coucher et à la toilette, sans colifichets, sans bibelots, sans rideaux ni tentures, ni petits meubles encombrés de mille objets où la poussière s'arrête, la crasse se niche et dont le nettoyage est matériellement impossible.

Une chambre à coucher anglaise se nettoie de fond en comble en une petite demi-heure. Aussi est-elle toujours propre : c'est véritablement une chambre hygiénique.

Le *home* anglais n'est complet qu'avec la *nursery* et salle de bains pourvue d'eau chaude et d'eau froide en toute saison.

Le manque de l'une ou l'autre de ces deux pièces dans un cottage serait aussi absurde que le manque d'escalier dans une de nos maisons.

La famille doit s'accroître, on a pris ses dispositions pour élever les enfants qui viendront dans de bonnes conditions.

En effet, cette pièce spéciale à l'enfant, cette « *nursery* » permet à la mère d'obtenir, dans l'intervalle des tétées, le repos d'où dépend la santé et par suite la possibilité d'avoir de nombreux enfants.

Elle permet, d'autre part, à l'enfant de n'être pas troublé dans son sommeil et ensuite de jouer et de s'ébattre sans inconvénient pour lui et sans gène pour les autres membres de la famille.

Elle permet enfin de réaliser toutes les conditions d'hygiène nécessaires à la santé de l'enfant.

Cette pièce est généralement choisie de façon à ce qu'il ne puisse s'y établir de courants d'air.

La porte et la fenêtre sont dans la même encoignure — et de tous les autres côtés il n'y a pas d'ouvertures.

Cette fenêtre est d'ailleurs très large et très haute, s'ouvrant du sol au plafond, composant quelquefois tout un côté de la pièce. Elle s'ouvre toujours par le système dit « à guillotine », c'est-à-dire que le panneau inférieur, seul mobile, peut s'élever en glissant devant le panneau supérieur fixe.

Souvent cette fenêtre fait saillie en encorbellement au dehors suivant la forme commode et gracieuse que les Anglais appellent « *Bow-window* » et que nous avons copiée en France depuis quelques années. Cette fenêtre peut être couverte extérieurement d'un store épais ou de persiennes se maniant de l'intérieur.

Quel que soit le mode de fermeture, il doit être hermétique, aussi bien pour la porte que pour la fenêtre, et cela sans l'aide de bourrelets saillants ou de toute garniture intérieure pouvant se déclouer, se déchirer, ou se décoller.

La nursery est chauffée en général comme toute la maison par le calorifère commun qui distribue dans des tuyaux contournant toutes les pièces de la vapeur d'eau chaude.

A défaut de ce calorifère, s'il y a une cheminée dans cette pièce, il faut qu'elle soit complètement entourée d'un parétincelles constitué par un treillage à mailles excessivement serrées, en fil de fer épais et résistant, fixé solidement à la muraille à droite et à gauche de la cheminée qu'il recouvre complètement en hauteur comme en largeur.

Le parquet est recouvert en entier de linoléum pouvant se laver comme les murs et le plafond, la fenêtre et la porte.

Le mobilier de cette chambre consiste uniquement dans un petit lit (qui n'est pas un berceau) généralement en fer et cuivre toujours sans rideaux et qui est placé dans un coin opposé à celui de la fenêtre et de la porte.

Absolument aucun autre meuble, aucun autre objet ne doit rester à demeure dans la chambre de l'enfant.

Quand on soigne l'enfant, on apporte dans la nursery une petite chaise basse. Quand on veut le laisser jouer, on étend sur le parquet un tapis épais de quelque tissu que ce soit, mais qu'on recouvrira toujours d'une toile propre.

On roulera le tout ensemble et on l'emportera dans une autre pièce quand l'enfant a fini de s'en servir.

Tout ce qui est nécessaire à la toilette de l'enfant, baignoire, cuvettes, serviettes, solutions de Panama, schampoing, ouate, etc..., ne doit pas non plus séjourner dans sa chambre.

Il est extrèmement utile, pour le transport de ces objets, de les avoir tous réunis sur un petit chariot à roues caoutchoutées du modèle de ceux qui servent dans nos hopitaux à transporter les objets de pansement.

Les multiples tablettes de ce chariot permettent d'avoir sous la main chaque objet sans en déplacer d'autres. C'est à la fois un moyen de transport et un meuble servant à poser les ustensiles.

Ce meuble devra toujours comprendre, en outre des ustensiles destinés directement à la toilette de l'enfant, une fontaine pour le lavage des mains de la mère avec de l'eau froide bouillie, de l'eau chaude et une solution réellement antiseptique au sublimé ou au formol.

Enfin, on peut aussi procéder à la toilette de

l'enfant dans la salle de bains pourvu que les ouvertures en ferment bien, qu'elle soit claire, propre, et qu'elle ne soit pas encombrée d'une foule d'objets inutiles à la toilette.

Il est digne de remarquer qu'en France où si peu d'appartements particuliers comptent une salle de bains celle-ci, quand elle existe, sert de débarras ou de fourre-tout, de sorte qu'il devient bientôt impossible d'y prendre un bain.

Comme l'enfant passera toutes ses journées dans la nursery, il est bon que cette pièce soit peinte de couleurs gaies et claires ; l'enfant dont le goût n'est pas encore gâté est extrêmement sensible aux couleurs dont il apprécie très bien les tons et qui influent réellement sur son système nerveux.

Il faut éviter les rouges vifs, les bleus sombres et les jaunes, et rechercher au contraire dans la gamme des bleus gris, et des verts d'eau, des nuances qui s'allient parfaitement entre elles.

Est-il bon de peindre des sujets sur les murs que l'enfant est appelé à contempler plusieurs heures par jour ?

Nous ne le pensons pas, parce que ce sujet unique, toujours le même, fixé par les yeux de l'enfant deviendra pour lui une obsession, et quand il sera un peu fébrile, un cauchemar.

Aucuns des tableaux qu'on puisse présenter aux premiers regards de l'enfant, n'égale, quelque soit l'artiste qui l'ait fait, le moindre coin de nature aperçu par la fenêtre.

Ce tableau-là ne peut donner une impression

fausse à l'enfant, il est varié à l'infini suivant l'éclairage, c'est-à-dire suivant l'heure et l'état du ciel, il est mobile et sans cesse renouvelé comme tout ce qui vit.

C'est pourquoi il faut disposer la fenêtre de la nursery de façon que l'enfant puisse, couché dans son lit ou sur le parquet, voir par cette fenêtre ; et par ce moyen, dès son entrée dans la vie, y participer en quelque sorte.

Donc la nursery sera propre, gaie, maintenue à température égale par le jeu de la fenêtre et du chauffage, l'enfant s'y plaira, y dormira en repos, et ne la considérera pas comme un cachot, mais comme un moyen de voir ce qui se passe dehors sans se mouiller, ni avoir froid.

Quand le temps est favorable, son tapis déroulé sur la pelouse dans le jardin lui permettra de jouer dehors comme dans sa chambre.

Plus tard, quand la famille s'accroît, la nursery s'agrandit, mais il est toujours bon que le nourrisson ait sa chambre à lui toutes les fois que cela est possible, pour qu'il ne soit pas réveillé par le bruit des autres, bousculé par les jeux violents des plus grands.

Rien n'est plus dangereux pour un nourrisson qu'un autre enfant.

Aussi quand il y a beaucoup d'enfants, il doit y avoir la chambre du nourrisson et la chambre des plus grands.

Voilà, dira-t-on, des exigences que peuvent seuls accepter les parents riches ou du moins très aisés !

Ce n'est pas exact. Si dans le budget d'une famille de petit employé ou d'ouvrier aisé (contremaître d'usine par exemple) on fait le décompte de ce qui est dépensé en frais de représentation on est surpris du total.

Il y a, du côté de la mère de famille : des visites aux grands magasins de nouveautés où elle a trouvé des occasions si avantageuses que dans l'intérêt même du ménage, elle a dû en profiter, ci : deux ou trois cents francs de rubans passés, de petits bibelots inutilisables, de petits abat-jour qui ne tamisent pas la lumière, de petites tables qui ne tiennent pas sur leurs pieds, et de petites étagères qui ne supportent aucun objet.

Tout cela dans quelques mois ira dans la hotte du chiffonnier pour permettre de profiter d'une nouvelle bonne occasion.

De son côté le mari, même quand il n'a le goût ni des boissons fortes ni de la vie de café, ne peut cependant, sous peine de passer pour un ours et d'être mis en quarantaine, refuser une tournée, ce qui l'oblige d'en payer une autre.

Le samedi après la paye, il faut trinquer avec tous les copains, les autres jours il faut tout au moins aller prendre l'apéritif, ci : trente francs par mois au moins qui sont destinés à en entraîner bien d'autres pour peu que le goût de la boisson vienne en buvant malgré lui, et le plaisir de jouer se développe en jouant d'abord sans plaisir.

Enfin, les dimanches et jours de fêtes, il faut

sortir ; on ne peut rester claquemuré dans un petit appartement. Pour se reposer du travail de la semaine on va l'été hors la ville, traînant ou portant les enfants jusqu'à une guinguette où l'on mange mal, tout en se laissant aller à faire des extras pour s'égayer, ou bien l'on va dîner chez des amis, qu'on reçoit ensuite à grand renfort de bouteilles cachetées ; ou enfin on va au concert, ou dans un théâtre de quartier après avoir mené toute la famille dans un grand café.

Le soir de ces jours de repos, les enfants éreintés et bousculés toute la journée pleurent en tombant de sommeil ; le père et la mère qui calculent tout l'argent dépensé, toute la fatigue qu'ils ont eue et le peu de plaisir éprouvé sont de mauvaise humeur et à la moindre occasion éclate une scène qui peut dégénérer en dispute grave, sous l'influence de l'alcool absorbé.

Du fait des dimanches et des jours de fêtes le ménage se trouve grevé de douze cents francs par an de dépenses non pas inutiles — mais nuisibles à la santé de tous et à la bonne entente de la famille.

Donc, en n'envisageant que ce genre de dépenses dans un budget, nous trouvons une somme de 1,500 à 2,000 francs que nous proposerons d'employer de la façon suivante :

Au lieu d'habiter la ville où il a ses occupations, que le père de famille, employé ou ouvrier, habite la campagne à une demi-heure de chemin de fer ou de tramway de cette ville.

Pour le même prix, il aura un logement double

de celui qu'il pourrait avoir en ville. Qu'il n'hésite pas, cependant, à consacrer à son logement une somme un peu plus forte pour avoir un « home » où il se plaise.

Il faut y prévoir trois chambres à coucher : celle des parents, celle du bébé et celle des grands enfants. Il faut y organiser une salle de bains.

A défaut d'une installation soignée on peut faire une salle de bains dans une pièce du rez-de-chaussée pourvue d'une fenêtre et d'une porte fermant bien. On organise les gouttières du toit de façon à ce que l'écoulement vienne se réunir en un seul tuyau se déversant dans un réservoir qui peut-être un simple tonneau étanche — placé aussi haut que possible.

De là un tuyau de descente amène l'eau dans la salle de bains avec une pression suffisante pour pouvoir doucher.

Le chauffage du bain peut se faire par n'importe quel procédé, dont le plus simple est de chauffer l'eau dans une lessiveuse pour la mélanger ensuite à l'eau froide.

Dans cette petite habitation, entourée d'un jardin, le père de famille élèvera ses enfants sans maladie et sans frais, sans tentation pour sa femme d'aller dans les grands magasins, sans tentation pour lui d'aller au café.

A la fin de l'année, il sera plus riche qu'il n'était dans son petit appartement de la ville et sera surtout à l'abri de la fatigue et de la vieillesse anticipée. Ce qui est ainsi possible pour un ménage très modeste est facile pour un ménage aisé.

Celui-ci, au lieu d'une bicoque et d'un coin de jardin en pleins champs, peut jouir d'une villa entourée d'arbres dans un site choisi.

Mais la vérité est que tous peuvent avoir l'organisation de la maison permettant d'élever bien les enfants, cela à la condition d'habiter hors de la ville.

Tous, sauf le petit ouvrier qui ne gagne que ses quatre à cinq francs par jour pour vivre et faire vivre une femme et plusieurs enfants, qui commence sa journée à cinq heures et ne la termine qu'à six ou sept heures, qui a souvent des périodes de travail discontinues.

Celui-là est fatalement cloué au voisinage de l'usine.

Il doit payer à un logeur qui spécule sur cette nécessité un prix énorme relativement à la saleté et l'exiguité du taudis qu'on lui ouvre et où, dans deux petites pièces, toute la famille mange, boit, dort, où on fait la vaisselle, la lessive etc...

Telle est la ville de Saint-Denis où l'ouvrier respire dans la rue les mêmes poussières, les mêmes odeurs qu'à l'usine où les arbres ne sont jamais verts, où la Seine ressemble à un égoût !

Dans la plupart des agglomérations de la campagne, là où l'espace ne manque pourtant pas, les habitations sont aussi mal comprises et on a manifesté la même indifférence pour le bien être des enfants.

Ceux-ci couchent, même grands, dans la chambre des parents et toute la nichée vit dans une promiscuité dégoûtante, calfeutrés par crainte du froid dans une seule pièce tandis que la maison en comporte quatre ou cinq autres qui sont constamment fermées ou servent de débarras ou de salles d'apparat.

On fera difficilement accepter en France la chambre hygiénique que nous avons décrite.

On veut avoir dans la chambre à coucher l'armoire à glace, des fauteuils, des sofas, des rideaux, une table de toilette minuscule mais encombrée de flacons d'odeur qui empestent à l'égal d'une table de nuit toujours fermée pour cacher un vase où croupit l'urine.

Les fenêtres encombrées d'un triple rang de rideaux d'où tombe de la poussière au moindre mouvement, ne s'ouvrent jamais en entier et rarement à moitié. Et, c'est dans cette pièce que se passe la moitié de l'existence.

Ce coup d'œil suffit pour montrer combien il sera difficile d'obtenir en France ce que nous considérons comme indispensable :

Une chambre spéciale et appropriée à l'enfant.

Il faudra pour cela, modifier les mœurs de ceux qui ont les moyens matériels de le faire.

Et modifier les lois pour que tous aient les moyens matériels dele faire.

Il faudrait que tout ouvrier put respirer, hors l'usine, une autre atmosphère que celle de l'usine, mais il faudrait surtout qu'il ne fût pas condamné à empoisonner sa famille avec lui-même.

Il faudrait que ses heures de travail fussent assez courtes pour qu'il puisse se sauver, pour souper et dormir avec sa famille, dans un endroit tranquille et aéré où il aurait le réconfort, en échange du mal qu'il se donne, de voir pousser des enfants sains et vigoureux pour lesquels il pourrait espérer moins de misère qu'il n'en a lui-même.

CHAPITRE VIII

LES PREMIÈRES DENTS DE L'ENFANT

———

Sommaire :

Marche naturelle de l'évolution et de l'éruption des
dents de lait. — Les troubles graves, généraux ou
locaux, qui surviennent parfois à ce moment sont
dus soit à une infection de la bouche par des contacts
malpropres, soit à une hérédité mauvaise, soit à
une alimentation défectueuse.

Les premières dents marquent une date dans
la vie du nourrisson.

La mère les appréhende, à cause des malaises qu'éprouve généralement l'enfant et qui
troublent le repos de toute la famille.

La nourrice en profite pour se faire octroyer
un cadeau, suivant un antique usage. Malheureusement, on a trop tendance à imputer aux
premières dents, quelquefois même quand elles
sont loin, la cause de troubles de la santé qui
ne relèvent en réalité que d'un mauvais fonctionnement de l'intestin, d'une bronchite ou
d'un mal de gorge.

A partir de six mois, quand un enfant crie
beaucoup, on ne dit plus : « c'est qu'il a faim »,

comme pour les tout petits ; on dit : « ce sont les dents ».

Malheureusement aussi, à peine les premières dents ont apparu qu'on se croit autorisé à fournir à l'enfant l'occasion de s'en servir en lui donnant de suite des aliments solides : croûtes de pain, gâteaux secs, où le beurre ne figure que sur le titre, et qui ne sont composés, en réalité, que de gélatine et de margarine, aliments particulièrement indigestes, pommes de terre frites, etc...

Plus ces aliments sont durs, plus on les recherche, parce que « cela fait les dents du petit » ! ! !

Telles sont les idées courantes sur l'évolution des premières dents et les pratiques généralement suivies.

Voyons comment évoluent les premières dents, de quels phénomènes s'accompagnent cette évolution et quels soins elle réclame.

Dans la première enfance, le nombre des dents est de vingt seulement : dix à chaque mâchoire.

Chez l'adulte, il s'élève à trente-deux — seize pour chaque mâchoire. Les vingt premières dents sont appelées dents temporaires, dents de la première dentition, ou encore dents de lait ; les suivantes sont les dents permanentes ou de la deuxième dentition.

Les dents de ces deux dentitions successives ont d'ailleurs les mêmes caractères.

Toutes les dents ont la forme générale de

cônes allongés verticalement, un peu aplatis, avec un léger étranglement au voisinage de la base. Cette base, qu'on appelle la couronne, est la partie libre, visible de la dent. Celle-ci est enfoncée par son sommet, appelé racine, dans l'alvéole, la partie étranglée ou collet de la dent correspond au point où la dent pénètre dans l'alvéole.

Les dents, par la forme de leur couronne, ont été rangées en trois groupes : incisives, canines, molaires.

Chaque dent est creusée d'une cavité qui se prolonge jusqu'au sommet de la racine et qui renferme une substance molle et pulpeuse appelée bulbe dentaire.

Enfin, dans la composition de la dent entrent trois substances : l'ivoire, l'émail et le ciment.

L'ivoire entoure toute la cavité dentaire et forme la plus grande partie de la totalité de la dent.

L'émail recouvre la partie de l'ivoire qui correspond à la couronne (c'est ce que nous voyons de la dent). Le ciment recouvre seulement la racine.

La dent se développe et se nourrit par son bulbe qui reçoit des vaisseaux et des nerfs. L'éruption des dents est successive, elle s'opère suivant un ordre déterminé et à peu près constant.

Les dents de la mâchoire inférieure précèdent, mais de peu, celles de la mâchoire supérieure.

Sur chaque mâchoire, elles naissent par paires l'une à droite, l'autre à gauche. Les incisives internes se montrent les premières et bientôt après les incisives externes.

Viennent ensuite les molaires antérieures, puis les canines et les molaires postérieures.

Toutes les dents n'apparaissent qu'après la naissance et aux époques qui suivent :

De six à huit mois : les quatre incisives internes.

De sept à douze mois : les quatre externes.

De douze à dix-huit : les quatre molaires antérieures.

De seize à vingt-quatre : les quatre canines.

De vingt-quatre à trente-six : les quatre molaires postérieures ; à deux ans et demi ou trois ans, l'enfant est donc pourvu de ses vingt dents temporaires.

L'ordre qui préside à leur éruption présente du reste quelques variétés, soit par anticipation de date, soit par retard dans leur apparition.

Assez souvent les deux incisives internes de la mâchoire supérieure naissent quelques mois plus tôt.

On a vu un enfant percer ses quatre incisives de la mâchoire inférieure dans le cours de la troisième semaine. Quelques faits attestent même qu'elles peuvent exister au moment de la naissance.

Plus nombreux sont les cas d'apparition tardive. Chez certains enfants, les premières dents ne sortent qu'à quatre ou cinq ans et parfois plus tard encore.

Ces infractions à la règle générale dépendent d'un trouble de la dentition héréditaire ou acquis.

De même, le médecin peut reconnaître aux modifications de la forme des dents, à leur déviation, aux cannelures de leurs bords, des manifestations d'une diathèse héréditaire.

L'examen des dents, aussi bien dans leur forme que dans leur époque d'apparition est donc un élément important dans l'appréciation de la santé de l'enfant.

L'éruption des dents de la première dentition peut provoquer chez l'enfant des troubles locaux ou même des troubles de la santé générale.

Au moment où les dents de lait vont percer le sac dentaire et la gencive qui les recouvre, on voit quelquefois une inflammation assez vive s'emparer de ces parties.

Le bourrelet gingival se gonfle, il est rouge ou même violacé, tendu, luisant, douloureux ; l'enfant salive abondamment, et la muqueuse de la bouche se couvre assez fréquemment d'une éruption aphteuse.

L'enfant a de la fièvre avec son cortège habituel d'insomnie, agitation, cris continuels, perte d'appétit, troubles digestifs, somnolence et accablement.

C'est ce qu'on a nommé la fièvre dentaire.

Dans quelques cas, l'irritation de la gencive dépasse ce premier état inflammatoire et il se forme un véritable abcès qui s'étend à l'enveloppe de l'os de la mâchoire et aux parties molles de la joue. Livré à lui-même, cet abcès produit un gonflement considérable et extrêmement douloureux de la région, où la peau tendue, luisante, finit par s'amincir et se percer en un ou plusieurs points par où sort du pus mélangé de débris de tissus mortifiés ; souvent la dent, qui a été le point de départ de ces accidents, s'élimine avec le pus et quelquefois des débris osseux.

En outre, les ganglions de la région sont enflammés et peuvent suppurer à leur tour. L'état général de l'enfant est en rapport avec l'intensité de ces lésions locales.

Il est ou bien excité ; toujours criant, se débattant, la face rouge, en sueur, ne pouvant ni boire ni se reposer, ou bien au contraire, abattu, sans cesse plongé dans un état de torpeur d'où il ne sort que pour pousser de faibles gémissements, le teint pâle, cireux, les yeux cernés, pouvant à peine s'ouvrir.

Tels sont les divers accidents locaux qui peuvent frapper l'enfant pendant l'éruption de ses dents.

Du côté de la santé générale, on observe quelquefois à ce moment des convulsions, des ophtalmies, de la toux, de la bronchite, des troubles dyspeptiques pouvant aller de la simple lenteur de la digestion à la diarrhée infectieuse, enfin des éruptions du côté de la peau.

Les plus fréquents de ces accidents sont les convulsions.

Elles surviennent brusquement sous forme de contractions convulsives des yeux et de la bouche — elles peuvent être limitées à ces parties et ne s'accompagner alors que de quelques soupirs, d'un peu de pâleur de la face qui disparaissent en quelques secondes — ou bien elles peuvent envahir tous les muscles.

Dans ce cas, on assiste à la grande attaque.

La physionomie de l'enfant exprime l'effroi et la douleur : les yeux sont déviés et agités de secousses convulsives ; les traits tendus, irréguliers, mobiles ; les muscles du cou, du tronc, des membres, se contractent irrégulièrement et avec violence.

L'enfant pousse quelques cris plaintifs et entrecoupés. La respiration et la circulation sont entravées et irrégulières, la face est pâle ou rouge au début et devient bientôt violacée, les lèvres sont bleues, la peau se couvre de sueur. L'asphyxie est imminente. Enfin il y a perte de connaissance et la sensibilité est en général entièrement abolie.

Au bout d'un temps variable entre quelques secondes et plusieurs minutes, la circulation se rétablit, la face reprend sa coloration rosée, l'enfant reprend connaissance, ouvre les yeux qui ne sont plus ni agités, ni déviés, et respire profondément. L'accès est passé.

Il peut en survenir un ou plusieurs autres à court intervalle. Dans ce cas, l'intelligence de l'enfant ne reparaît pas après la cessation de chaque accès ; même quand tout est terminé les enfants restent assoupis, affaissés, dans un état de torpeur et de somnolence extrèmes.

Plus tard, ils peuvent rester idiots, paralysés d'un membre ou privés de plusieurs sens.

Les convulsions peuvent être mortelles après un seul accès d'une grande intensité, mais elles ne le sont d'habitude qu'après une série de paroxysmes fréquemment répétés.

Tels sont les divers accidents généraux ou locaux qui peuvent apparaître en même temps que les premières dents du nourrisson.

Nous les avons énumérés et décrits pour ne pas mériter le reproche de passer sous silence ces troubles qui sont l'effroi des mères — nous en avons décrit le principal : les convulsions, pour que les mères ne le confondent pas avec d'autres troubles.

Il reste à déterminer quelle est véritablement la part de l'éruption des dents dans la genèse de ces divers accidents.

Ce qui se produit toujours ou à peu près toujours chez un enfant très bien portant qui perce une de ses premières dents, c'est, quelques jours avant : de la salivation, un besoin de mâchonner quelque chose d'assez dur, de porter à chaque instant les doigts dans la bouche ; le sommeil est moins bon, agité, coupé de réveils brusques, avec quelques cris ; l'enfant a moins d'appétit, son urine est un peu plus foncée en couleur, ou au contraire plus claire et plus abondante, avec des envies fréquentes.

Les selles montrent que le lait est moins bien

digéré. Elles sont granuleuses, composées d'un liquide pâteux mal lié et un peu plus fréquentes. Enfin, l'on remarque très souvent qu'une des pommettes de la joue, celle qui correspond à la dent qui va percer est rouge avec un aspect dartreux de la peau.

Quelquefois ce même aspect se remarque aux fesses ou à d'autres régions du corps.

Cet état persiste jusqu'au moment où la dent apparaît hors de la gencive perforée. Dès ce moment, tout malaise disparaît s'il n'y a pas d'autres dents qui s'apprêtent à faire éruption.

Tels sont les phénomènes naturels, physiologiques, qui accompagnent normalement l'éruption des dents chez les enfants bien portants et qui ne sont porteurs d'aucune tare héréditaire.

Ces phénomènes peuvent être un peu plus ou un peu moins prononcés suivant que l'enfant est élevé au biberon ou au sein, suivant la saison ; suivant que l'éruption des dents retardée par une période de moins bonne nutrition de l'enfant se fait coup sur coup ; suivant enfin la vigueur de l'enfant et l'état de son système nerveux.

Mais tous les autres troubles que nous avons relatés plus haut, depuis l'abcès local jusqu'aux convulsions, ne sont plus des phénomènes découlant naturellement et logiquement de l'éruption des dents. Ce sont des maladies qui la compliquent accidentellement et qui sont dues à l'association d'autres causes.

Pour l'abcès de la bouche, cette cause surajoutée est l'infection. Chez un enfant bien portant et dont la bouche est maintenue propre, la coupure de la gencive faite par la dent ne s'infectera pas.

Il n'en est pas de même chez un enfant débilité ou dans la bouche duquel lui-même ou d'autres personnes introduisent des objets sales.

Dans ce cas, la coupure de la gencive offre une porte ouverte à l'infection, qui de là gagne l'alvéole, l'os de la mâchoire et les ganglions voisins.

Le remède de ces accidents consiste :

1° Pour les éviter, à surveiller plus que jamais la nutrition des enfants au moment où les dents sont près de percer.

C'est le moment où le médecin peut, en prévenant la mère des accidents probables, obtenir qu'elle règle son enfant, s'il n'a pu y parvenir auparavant.

Plus que jamais, maintenir propre la bouche de l'enfant en passant sur les gencives un tampon d'ouate imbibé d'eau bouillie avant et après chaque repas... en ne laissant pas l'enfant mettre dans sa bouche tous les objets qu'il peut empoigner, en évitant surtout que la mère, la nourrice ou aucune personne autre que le médecin ne passe les doigts sur les gencives de l'enfant pour apprécier où en sont les dents.

2° Si l'abcès se produit, dès qu'on le soupçonne, la seule conduite à tenir, pour éviter des accidents, est d'inciser immédiatement et largement.

3° Si, comme cela arrive le plus souvent, le médecin n'est appelé que lorsque l'enfant a deux ou trois points ramollis sur la joue, sur la mâchoire et au niveau d'un ganglion du cou, en un état général menaçant, il faut ouvrir partout, drainer, nettoyer et assurer l'alimentation de l'enfant.

Que le médecin ne perde pas son temps, dans ce cas, à faire remarquer aux parents combien ils sont coupables d'avoir attendu que leur enfant fut dans cet état lamentable, pour le faire appeler. Il n'obtiendra jamais que cet unique réponse : « On croyait que ça se passerait » ; « et puis le mal n'était pas mûr ».

Voilà, pour les accidents locaux pouvant compliquer l'éruption des dents.

Quant aux accidents généraux, dont les convulsions sont les plus frappants, il faut, pour qu'ils surviennent à l'occasion des dents, une prédisposition de l'enfant. Ce sont les descendants de névropathes, et d'alcooliques qui sont sujets à ces accidents.

Quand le médecin, connaissant les parents, peut les prévoir, il ordonnera de donner à l'enfant des bains quotidiens depuis la naissance ; de les donner plus longs et plus frais que d'ordinaire. Au moment des convulsions mêmes, les seules mesures à prendre sont : de laisser l'enfant à la diète hydrique absolue, nettoyer et exciter l'intestin par des lavements purgatifs au sulfate de soude ou au sel marin, le laisser dans la tranquillité et l'obscurité les plus complètes possibles ; enfin, envelopper tout le corps dans des linges mouillés et frais.

Enfin, nous ne saurions trop mettre en garde les parents et les nourrices contre les inconvénients des drogues qu'on croit devoir donner aux enfants chez lesquels on voit ou on craint des convulsions, sur l'avis des commères et des voisines.

Nous avons vu des malheureux nourrissons qui, ayant manifesté quelques légers symptômes d'excitation qui se seraient parfaitement calmés avec un peu de diète et de repos, ont dû ingurgiter de l'alcoolat de mélisse, ou du vulnéraire, à doses telles qu'il s'en est suivi une véritable crise d'alcoolisme aigu dont ils ont failli périr.

Combien de médicaments intempestifs et nuisibles délivrent sans ordonnance les pharmaciens sur la demande des mères : « mon enfant crie, il a l'air mal en train, ça doit être les dents n'est-ce pas ? »

— « Ce sont bien les dents, répond gravement le pharmacien aussi ignorant de la médecine qu'il n'a pas étudiée, que les parents, et qui n'a jamais vu l'enfant et ne sait même pas s'il a un mois ou un an — et vite il délivre le bon sirop pour les dents. »

Il n'y aurait rien à reprendre à cette pratique courante si elle ne coûtait qu'à la bourse des parents, car il est juste que toute bêtise se paie — le malheur est que l'estomac de l'enfant s'en trouve très mal et que c'est lui qui expie en réalité la bêtise de sa mère et l'absurdité des usages existants. Il existe pourtant une loi dans le code qui interdit de vendre des médicaments sans ordonnance et d'exercer illégalement la médecine ; elle est lettre morte, ou on ne l'applique point. Cependant, que de précieuses existences ne sauverait-on point si force restait à la loi, et comme on lutterait victorieusement contre la dépopulation !!

CHAPITRE IX

LE SEVRAGE

Sommaire :

Le sevrage ne doit pas être entendu comme la suppression brusque du lait à jour fixe et son remplacement par d'autres aliments. — Pour ne pas causer d'accidents graves, le sevrage doit consister en l'adjonction au lait graduellement d'aliments délayés dans ce lait et principalement de féculents et d'œufs. — L'époque à laquelle on devra commencer cette adjonction ne correspond pas à un âge fixe pour tous les enfants, mais varie avec l'état d'avancement de leur nutrition dont les principaux indices sont la fermeture des fontanelles et le nombre des dents.— Il faudra profiter, pour tenter la première transformation de l'alimentation, d'un moment où la santé de l'enfant est parfaite, et d'un intervalle entre l'éruption de deux séries de dents. — Les digestions de l'enfant devront, pendant toute la période du sevrage, être surveillées de près par le médecin.

La question du sevrage est une des plus embarrassantes qui se posent à une jeune mère au sujet de son nourrisson.

Elle n'ignore pas, en effet, qu'un sevrage effectué dans de mauvaises conditions peut entraîner la mort de l'enfant.

Mais si elle cherche à s'instruire auprès de femmes plus expérimentées, elle s'aperçoit, pour peu qu'elle ait du bon sens, qu'au lieu d'un conseil raisonnable et précis qu'elle demande, on ne lui transmet que des racontars et des préjugés écoutés et répétés sans aucune réflexion depuis des générations.

Si elle se tourne vers son médecin — il se pourra que celui-ci n'ayant pas sur la question d'opinion personnelle, lui répète seulement ce qu'en disent les livres.

Et que disent les livres ?

Que si les anciens étaient partisans de l'allaitement exclusif jusqu'à deux ans, beaucoup de modernes conseillent de commencer l'usage des féculents à six mois — que les uns voudraient que l'enfant ait toutes ses dents pour pouvoir bien mâcher !! (la bouillie? ou la panade?) — les autres que l'enfant commence à marcher parce que la marche favorise les mouvements de l'intestin et par suite facilite la digestion.

Quant à l'époque du sevrage — que la saison chaude offre de grands avantages, car elle met l'enfant à l'abri des bronchites et autres maladies causées par le froid — mais que cependant on a remarqué que les enfants souffraient beaucoup plus de la chaleur et mouraient en bien plus grand nombre que pendant l'hiver.

Que pour le mode de sevrage, la cessation brusque de l'allaitement avait des partisans, et le sevrage graduel beaucoup d'autres ; que les premiers aliments destinés à remplacer le lait, pouvaient être des farines torréfiées, ou du pain trempé, ou des œufs, ou de la viande crue, ou du bouillon de bœuf bien gras additionné de beurre — les partisans de chacun de ces aliments (si l'on veut bien nous permettre d'appeler le susdit bouillon un aliment) trouvant d'ailleurs absurde l'usage des autres.

Voilà les renseignements qu'un médecin très instruit sera à même de donner à une jeune mère pour l'aider à se faire une opinion sur l'époque et la manière de sevrer son enfant.

Tel est le bilan de la science médicale officielle à ce sujet qui, dans ce cas comme dans bien d'autres hélas, se réduit à moins que rien, lorsqu'on ne veut point se payer de mots vides d'ailleurs de tous sens, rappelant trop les épreuves banales de concours, et que l'on désire une vraie ligne de conduite sûre pour soigner réélement et efficacement ses malades.

Mais si le médecin, à défaut d'une érudition étendue, possède des facultés d'observation, de la rectitude du jugement et une expérience suffisante qui lui aient permis de se faire une opinion personnelle et raisonnée sur la question du sevrage, il pourra au contraire donner à une mère des conseils judicieux et utiles.

Il lui apprendra d'abord quel est le rapport qui existe entre telle période de l'évolution des dents et la faculté pour l'enfant de digérer des aliments autres que le lait.

Que ce n'est pas pour broyer ces premiers aliments, lesquels doivent être toujours semi-liquides ou pâteux, qu'il est nécessaire d'attendre que le nourrisson ait un certain nombre de dents, car l'éruption des dents est un des phénomènes marquant les progrès que fait la nutrition de l'enfant — à telles enseignes que, si pour cause de mauvaise alimentation, de soins insuffisants, ou d'une maladie quelconque, la nutrition de l'enfant a été gênée, ou arrêtée dans le cours de la première année, les premières dents n'apparaissent que tardivement, de même que les fontanelles ne se ferment que lentement, de même que la croissance générale de l'enfant se fait mal.

Si, au contraire, rien n'est venu entraver le développement normal de l'enfant, ces divers phénomènes facilement visibles (croissance du squelette, fermeture des fontanelles, éruption régulière et en temps normal des dents de lait) coïncideront avec des modifications de l'appareil digestif.

Ces modifications portent à la fois sur les tuniques de tout le système digestif.

Ces tuniques sont essentiellement constituées par une enveloppe musculaire et un revêtement interne glandulaire.

Petit à petit, insensiblement avec l'âge, et sous l'action répétée du travail normal de la digestion du lait, les muscles de la tunique prennent de la vigueur et s'épaississent : ils deviennent, par suite, capables de brasser plus énergiquement les aliments et de les faire cheminer plus rapidement depuis l'entrée jusqu'à la sortie.

Plus importante encore est la transformation qui se fait concomitamment dans l'appareil glandulaire.

Ces glandes criblent de leurs orifices la surface interne du conduit. Elles forment des groupes de situations et de rôles fort différents mais concourent toutes au même but final : l'introduction dans les milieux intérieurs d'aliments assimilables.

Les unes sont situées dans la paroi même de l'estomac et de l'intestin, les autres sont placées à une distance quelquefois assez grande du conduit dans lequel vient s'aboucher un conduit qui collecte tout leur produit de sécrétion.

Telles sont les glandes salivaires, le foie, le pancréas.

Il est frappant combien diffère, toutes proportions gardées, le volume de toutes ces glandes chez le nourrisson et chez l'adulte.

D'autre part la composition chimique de leurs sécrétions est absolument distincte.

Ces sécrétions ont, en effet, un rôle absolument différent à remplir vis-à-vis des aliments.

Chez le nourrisson, un seul aliment complet, il est vrai, mais renfermant toujours les mêmes éléments en proportion sensiblement constante : le lait.

Chez l'adulte les aliments les plus divers, les uns revêtus d'enveloppes résistant à l'action des liquides digestifs, tant que les dents ne les ont pas ouvertes, d'autres au contraire qui n'exigent qu'un puissant travail d'insalivation, les uns acides, d'autres neutres ou alcalins — tantôt des graisses, tantôt presque uniquement des féculents ou des viandes.

Et cependant, en fin de compte, l'organisme tant qu'il est résistant, s'acommode de cette diversité, trouve à employer utilement une partie de ces matériaux, élimine les déchets, oppose une barrière à l'action des nombreux poisons que nous absorbons sans nous en douter, ou qui se forment dans notre appareil digestif.

Ce n'est pas brusquement que ce changement si radical s'opère, c'est insensiblement, et au fur et à mesure des besoins qu'entrent en fonction les organes nécessaires à l'entretien de la vie.

C'est indiquer suffisamment qu'il ne peut y avoir à n'importe quelle période de la vie humaine une date fatidique qui marque un changement brusque et nécessaire dans son mode d'alimentation.

Il faut cependant que cette alimentation change. L'homme ne peut pas toute son existence, ne boire que du lait, du moins dans les conditions où il vit actuellement.

Il serait scientifiquement logique de rechercher à établir d'une façon précise si le moment est venu de modifier l'alimentation du nourrisson, en faisant l'analyse chimique du suc gastrique de l'enfant.

Il est inutile de rappeler quelle transformation ce mode de recherches a amenées dans la compréhension et le traitement des troubles digestifs chez l'adulte.

Mais, chez l'enfant, cette méthode n'a été pratiquée que très exceptionnellement non seulement à cause des difficultés réelles de pénétration du tube, mais plus encore par l'effroi qu'un procédé d'apparence aussi barbare cause aux parents.

Faute de cette base scientifique précise, force est donc de procéder par tâtonnements et en se rendant bien compte des actes physiologiques de la digestion normale.

C'est pourquoi rien n'est faux et dangereux comme ce mot de sevrage ou plutôt comme la signification qui lui est donnée.

Sevrage est devenu en langage courant synonyme de suppression brusque complète.

C'est justement le contraire de ce que doit être le sevrage du nourrisson. Loin de lui supprimer brutalement le seul aliment qu'on lui ait fourni jusque là, cet aliment, le lait, doit continuer à être, fort longtemps, la base de sa nourriture.

Ce n'est que timidement qu'on doit faire pour commencer, un premier essai d'y adjoindre un nouvel aliment.

C'est en effet un simple essai, parce que si l'expérience montre que l'évolution d'un certain nombre de dents (pour ne retenir que le plus classique de ces phénomènes) est en général le signal d'une transformation parallèle dans l'appareil digestif, cependant il existe des contre-indications au sevrage à ce moment même.

Il est, par exemple, généralement connu que

le sevrage ne doit pas avoir lieu dans les « mauvais mois de l'année » et cette croyance est justifiée.

Les mauvais mois sont en effet les mois chauds de l'été.

Depuis plus de dix ans, le professeur Pawlow et ses élèves ont entrepris, au Laboratoire de physiologie de l'Institut impérial de médecine expérimentale de Saint-Pétersbourg, une série de travaux extrêmement remarquables sur la physiologie de la digestion. — Ces travaux éclairent d'un jour nouveau le mécanisme de la sécrétion des sucs gastrique et pancréatique, et nous donnent pour la première fois, une théorie satisfaisante sur l'intervention du système nerveux dans la digestion.

Ils devraient être classiques depuis le jour de leur publication et, cependant, c'est à peine si, hier encore, le nom de Pawlow était cité dans les traités de physiologie les plus répandus.

Le peu de retentissement qu'ont eu jusque tout récemment les découvertes de Pawlow et de son école s'explique, jusqu'à un certain point, par leur mode de publication.

Ils avaient été imprimés par fragments, en partie en russe, dans des revues peu répandues ou dans des thèses encore moins accessibles. — Heureusement Pawlow s'est décidé à publier un volume de « Leçons sur le travail des glandes digestives » qui a été traduit en français, l'année dernière, par V. Pachon et J. Sabrazès. Nous possédons enfin une vue d'ensemble sur les recherches de ce savant.

Le résultat général des recherches de Pawlow peut être formulé de la façon suivante : Le travail de chacune des glandes digestives est mis en jeu par des excitants spécifiques, dépendant de la nature des aliments introduits dans le tube digestif.

Le contact des aliments ou de leurs produits de transformation avec les muqueuses digestives agit d'une façon élective sur les terminaisons des nerfs centripètes de ces muqueuses, et provoque, par voie réflexe, des excitations de secrétion également spécifiques, d'où des phénomènes d'adaption d'une finesse remarquable : c'est-à-dire que la quantité et la qualité (richesse en tel ou tel ferment) de chacun des sucs digestifs (suc gastrique, suc pancréatique, bile), ainsi que la marche horaire de la sécrétion, sont étroitement adaptées à la qualité et à la quantité des aliments.

Pawlow a publié de nombreuses courbes représentant, heure par heure, la quantité de suc gastrique, de suc pancréatique, etc., leur richesse en pepsine, en trypsine, en diastase, en lipase, pour des repas composés de 100 grammes, de 200 grammes de viande, de pain, de lait, etc...

L'allure de ces courbes est tout à fait typique pour une catégorie déterminée d'aliments ; elle varie profondément si l'on passe d'un aliment à un autre. — Les variations de ces courbes se reproduisent chaque fois avec la plus grande régularité.

Dans beaucoup de cas, il est possible de se

rendre compte de leur utilité. — C'est ainsi que les aliments (pain) contenant de l'albumine végétale plus difficile à digérer que l'albumine animale (viande), provoquent la sécrétion d'un suc contenant beaucoup de pepsine, mais relativement peu d'acide.

En résumé, les glandes digestives fonctionnent au cours de la digestion comme des êtres intelligents, qui approprient, dans chaque cas, leurs efforts au but physiologique à atteindre.

Cette adaption des sécrétions digestives ne peut s'expliquer que par l'intervention du système nerveux.

Suc psychique. — Cette intervention du système nerveux, si controversée encore il y a peu d'années, a été clairement établie, en ce qui concerne le suc gastrique, par les expériences de Pawlow et de Madame Schumova-Simanowskaya.

Il faut, d'après eux, distinguer deux stades dans la sécrétion du suc gastrique.

Premier stade ou sécrétion du suc psychique :

La meilleure façon d'étudier ce stade consiste à faire faire à un chien porteur d'une fistule gastrique et d'une fistule œsophagienne (opération Pawlow-Schumova-Simanowskaya) un repas fictif, c'est-à-dire un repas dans lequel les aliments et la salive ne pénètrent pas dans l'estomac, mais s'échappent au fur et à mesure, au dehors, par la fistule de l'œsophage.

Un peu plus de cinq minutes après le début

du repas fictif, le suc gastrique commence à s'écouler par la fistule gastrique.

Cette sécrétion une fois établie, peut durer assez longtemps. C'est le désir des aliments, provoqué par leur vue, etc., chez un animal qui a faim, qui, d'après Pawlow, produit ce suc psychique, appelé encore suc d'amorce parce qu'il amorce en quelque sorte la digestion.

La production du suc psychique et les autres phénomènes de la digestion gastrique s'étudient également fort bien chez un chien dont une partie de l'estomac (portion voisine du grand cul-de-sac) a été isolée par des sections pratiquées de manière à ne pas léser les nerfs.

Cette portion de l'estomac est suturée à la paroi abdominale, et forme alors un cul-de-sac, ou petit estomac, entièrement séparé du grand estomac, et s'ouvrant à l'extérieur.

Ce petit estomac, dans lequel ne pénètrent pas d'aliments se comporte, au point de vue de la sécrétion, exactement comme le grand estomac, et permet de suivre pas à pas toute l'évolution de la sécrétion, exactement. (Opération de Pawlow-Chigin.)

La quantité et la qualité du suc psychique sont indépendantes de la nature chimique des aliments.

Le deuxième stade de la sécrétion gastrique a pour point de départ réflexe le contact, avec la muqueuse de l'estomac, des produits de la digestion pepsique des aliments, réalisée par le suc psychique ou d'amorce.

Si l'on introduit des aliments (pain, blanc d'œuf cuit) dans l'estomac par une fistule, en évitant la production du suc psychique, on constatera que l'excitation mécanique de la muqueuse stomacale est incapable de produire la moindre sécrétion.

Le pain, le blanc d'œuf cuit pourront alors séjourner pour ainsi dire indéfiniment dans l'estomac, sans être digérés.

Si, dans les conditions ordinaires, le pain est digéré, c'est qu'il provoque, après avoir été avalé, la sécrétion du suc psychique.

Celui-ci amorce la digestion, et une fois qu'elle est en train elle continue par voie réflexe, grâce à l'action excitante des produits de la digestion pepsique.

Les produits de la digestion des albuminoïdes constituent donc des excitants réflexes, spécifiques, de la sécrétion gastrique.

D'autres substances contenues dans certains aliments agissent de même, et peuvent amener la sécrétion réflexe, en dehors de toute intervention du suc psychique : ce sont le jus de viande, le bouillon, l'extrait de Liebig ; ces substances, dont la valeur alimentaire est douteuse ou minime, se trouvent ainsi réhabilitées au point de vue de leur utilité digestive. C'est au second stade de la digestion pepsique que se montrent les variations de qualité et de quantité de suc correspondant à la qualité des aliments.

Telle est la marche d'une digestion normale.

On voit ainsi l'importance d'approprier les aliments à l'appétit de la personne.

C'est le moment où les fermentations se produisent le plus activement dans les aliments. avant leur ingestion comme après avoir été ingérés.

Encore une fois, ce n'est pas le froid qui est le pire ennemi de l'enfant, c'est la trop grande chaleur.

Les statistiques, comme l'observation vulgaire, comme le raisonnement, sont absolument d'accord pour établir cette proposition, ce qui n'empêche que la plupart des mères et des nourrices se préoccupent encore d'envelopper d'ouate les pieds de leur nourrisson bien plus que de ne pas lui donner des aliments fermentés ou susceptibles de fermenter.

De même, on devra attendre, pour le premier essai de sevrage, que l'enfant soit dans un état de santé aussi parfait que possible.

A cet égard, il y a encore lieu de tenir grand compte de l'état de dentition.

Ce n'est plus cette fois au point de vue de l'indication à en tirer que l'enfant est apte à digérer des aliments autres que le lait, c'est à cause du trouble momentané qu'entraîne normalement, comme nous l'avons vu, l'éruption des dents, dans tout l'organisme de l'enfant et en particulier dans les fonctions digestives.

De bons observateurs (1) ont tiré des re-

____

(1) Trousseau. — Clinique médicale de l'Hôtel-Dieu de Paris.

marques nombreuses, des règles assez précises. Les dents sortent par groupes : le premier groupe comprenant les deux incisives médianes inférieures.

Le second, les incisives supérieures.

Le troisième, les deux incisives latérales inférieures et les quatre premières molaires.

Le quatrième, les quatre canines.

Le cinquième enfin, les quatre dernières molaires.

Chacun de ces groupes met un certain temps à sortir, temps généralement limité, bien qu'ici encore il existe des anomalies consistant en ce que ces limites sont encore plus reculées que pour l'époque d'apparition des premières dents.

L'évolution du premier groupe s'accomplit dans un espace de un à dix jours.

Les incisives supérieures sont sorties en quatre ou six semaines.

Les suivantes en un ou deux mois. Les canines mettent deux ou trois mois à faire leur évolution.

Les dernières molaires un temps égal.

Ce qui est plus intéressant encore à savoir, à propos du sevrage des enfants, c'est qu'entre l'évolution de chaque groupe de dents, c'est-à-dire entre la complète évolution de la dernière dent d'un groupe et l'apparition de la première du groupe qui va suivre, il y a un temps d'arrêt, un intervalle pendant lequel le travail de la dentition cesse complètement.

Ce temps d'arrêt serait de deux à trois mois

entre la fin de l'évolution du premier groupe et le commencement de celle du second.

Entre le deuxième groupe et le troisième, l'intervalle serait de deux mois — de quatre à cinq mois entre le troisième et le quatrième.

Il se passerait enfin de trois à cinq mois avant que la première molaire du dernier groupe apparût

Sans doute, ces limites ne sont pas toujours fixes ; mais ce qu'il importe de savoir, c'est que, sauf les rares exceptions où ils sont à peine marqués, ces temps d'arrêt sont généralement assez prolongés, et que celui qui sépare l'évolution complète de la dernière molaire du troisième groupe et l'apparition de la première canine est ordinairement fort étendu, ainsi que celui qui sépare l'évolution de la dernière canine de celle de la première dent du dernier groupe.

Lorsque les dents d'un même groupe font rapidement leur évolution, l'intervalle qui sépare la fin de l'évolution de ce groupe et l'apparition de la première dent du groupe qui va suivre sera plus grand.

Réciproquement, lorsque les dents d'un même groupe font leur apparition avec une extrême lenteur, le temps d'arrêt sera très raccourci.

Il n'est pas rare que les douze premières dents sortent presque coup sur coup, puis succède un intervalle de repos très prononcé.

Ces anomalies se produisent le plus souvent sans cause appréciable : l'irrégularité de la dentition échappe alors à toute explication et ne saurait avoir aucune signification, quant à la santé générale de l'enfant; mais aussi il y a certaines maladies qui entraînent presque constamment des irrégularités, soit dans l'ordre, soit dans l'époque de l'apparition des dents, comme nous l'avons déjà indiqué et comme nous l'indiquerons, en parlant du rachitisme.

De ces considérations se déduisent des conclusions pratiques à savoir, que c'est une loi absolue de ne sevrer, autant qu'il est possible, les enfants, qu'alors qu'ils ont passé l'époque où les accidents de la dentition surviennent ordinairement.

La manière dont s'est accomplie l'évolution des premiers groupes de dents ne permet, d'ailleurs, en aucune façon, de préjuger ce qui pourra arriver pour l'évolution des autres.

On peut formuler comme règle générale qu'il faut toujours choisir, pour sevrer un enfant, le moment de repos qui sépare l'évolution de deux groupes de dents successifs ; quel que soit l'âge de l'enfant. Qu'un des intervalles préférables est celui qui sépare l'évolution du troisième et du quatrième groupes, intervalle en général assez long, pendant lequel l'appareil digestif peut se remettre des troubles qu'il vient d'éprouver et se fortifier avant l'apparition de nouvelles causes de troubles.

Mais il faut en outre, que ce moment ne coïncide pas avec la période chaude de l'année, que tout marche de pair dans le développement normal de l'enfant, et enfin, encore une fois, ce ne doit être là qu'un essai.

Comment procéder à cet essai ?

On aura déjà, parfois, en choisissant un moment où la santé de l'enfant ne laisse rien à désirer, mélangé le lait de farines de féculents torréfiées et bien cuites.

Tous les féculents sont utiles : tapioca, semoule, sagou, fécule de pommes de terre, riz, froment, avoine, et orge.

Mais tous doivent être passés au four, puis cuits dans le lait.

Un mélange un peu sucré de plusieurs de ces féculents est préférable à l'usage exclusif d'un seul d'entre eux.

Dès le moment où l'essai aura réussi, où l'enfant n'aura à la suite de la première ingestion de ces féculents ni renvois, ni coliques, ni diarrhée, ni malaise d'aucune sorte, on en rendra l'emploi plus fréquent, puis régulier.

L'enfant aura dès lors chaque jour à midi un potage composé d'une cuillerée à café, puis à soupe de farine alimentaire dans 200 à 250 grammes de lait.

Mais il faudra avoir soin de ne lui rien faire prendre, — même du lait pur — qu'après un intervalle de quatre heures à la suite de ce repas.

Bientôt, si l'enfant se trouve très bien, deux potages semblables lui seront donnés quotidiennement.

La quantité de lait ingéré en dehors de ces

potages sera calculée de façon à ne pas dépasser, tout compris, 1,200 à 1,500 grammes de lait par jour.

Quand toutes les dents auront terminé leur évolution, aux féculents on adjoindra les œufs à peine chauffés, le blanc de l'œuf restant encore liquide.

Enfin on continuera la série des aliments auxquels l'estomac doit s'habituer par les crèmes aux œufs et au lait et bientôt après un peu de viande : poulet très cuit ou bœuf grillé peu cuit mais pas saignant, car il ne serait pas stérilisé — et des pommes de terre bouillies ou en purée.

Mais parmi les aliments qui ne doivent jamais figurer dans le menu d'un enfant à cet âge, nous indiquerons — tous les aliments gras et en particulier le bouillon de bœuf, les pommes de terre frites, les ragoûts — tous les aliments à enveloppes résistantes, difficilement broyées, tels que petits pois (à moins qu'ils ne soient écrasés) toutes les crudités en fruits ou en légumes, enfin le pain dont la mie est très difficilement digérée et dont on peut seulement permettre la croûte en petite quantité.

Avec les repas composés d'aliments solides et en particulier de viande, il n'est pas bon de donner du lait comme boisson, c'est augmenter les difficultés de digestion c'est l'eau pure qui convient ; bien entendu, aussi stérile que possible, sans cependant recourir à l'eau bouillie, fade et peu digestible.

On peut y habituer l'enfant en lui faisant boire aux repas du lait de plus en plus coupé d'eau, pour arriver progressivement à l'eau pure. Nous ne saurions trop nous élever contre l'usage du vin, même très dilué.

Nous voyons que de cette façon, le sevrage loin de s'opérer d'un coup, ne se fait que par l'adjonction successive à une alimentation antérieure d'un aliment de nouvel ordre.

Chacun de ces essais successifs ne doit être tenté que dans une période de santé parfaite.

Pour chacun d'eux on doit tenir compte des mêmes règles que nous avons formulées au sujet du premier essai — et si l'un quelconque d'entre eux donne lieu à quelques uns des troubles que nous avons indiqués, il faut de suite revenir à l'alimentation antérieure — puis, pour peu que les troubles persistent, au lait pur, immédiatement, et même, si les troubles sont sérieux, entièrement à la diète hydrique, avec, s'il y a lieu, une médication indiquée par le médecin.

Puis l'orage passé, on reprendra avec les mêmes précautions la marche progressive et par échelons vers l'alimentation solide.

Dès que l'enfant sera parfaitement habitué à cette alimentation solide, il sera bon de ne lui donner du lait qu'une fois par jour, le matin — mais de ne pas le déshabituer complètement de cet aliment précieux en cas de maladie.

Ainsi se vérifient toutes les critiques que nous avons faites sur le terme du sevrage puisque le lait n'est à aucun moment complètement supprimé de l'alimentation de l'enfant, mais que du rang d'aliment unique il passe au rang d'aliment tout à fait secondaire.

Il est également impossible de déterminer à quelle période de cette transformation peut s'appliquer le terme de sevrage.

Est-ce à la première adjonction d'une cuillerée à café de farine au lait du nourrisson ?

Mais ce premier potage ne sera suivi d'un second qu'après un intervalle de deux ou trois jours, si l'enfant l'a bien supporté, d'un mois ou plus s'il a paru que cet essai était prématuré. — Sera-ce quand l'enfant mangera son premier œuf qu'il sera dit sevré ?

Mais à ce moment il y aura deux ou trois mois qu'il aura pris quotidiennement des aliments solides.

Si l'on sèvre un enfant comme nous l'entendons, il est impossible de savoir à quel moment on le sèvre et c'est précisément ce que nous voulons — qu'il n'y ait pas de date fixée à l'avance par l'âge de l'enfant ou pour la fête d'un parent ou pour toute autre raison invoquée grâce à laquelle on puisse dire aux amis et aux proches : « c'est le moment où mon enfant a été sevré. »

Rien n'a causé plus de mécomptes, ayant souvent entraîné la mort du sujet, que cette habitude commune particulièrement dans la petite bourgeoisie d'attribuer à une date précise un changement tellement lent et graduel qu'il met des mois à s'accomplir.

Si l'on tient à la petite fête de famille, qu'on choisisse pour cela l'apparition de la première dent — mais la première dent n'apparaît pas à une date qu'on puisse fixer d'avance, elle peut ou devancer l'époque de la fête arrêtée depuis longtemps, ou ne se montrer que trois ou quatre mois plus tard.

L'état de l'appareil digestif de l'enfant qui lui permet d'assimiler d'autres aliments que le lait est acquis à des âges également très variables.

Tel enfant digérera un œuf à six mois et tel autre ne pourra pas le faire à deux ans. — Il est dans cet ordre, des faits extrêmement intéressants qui montrent l'influence sur les sécrétions intestinales de la maladie et peut être de l'hérédité.

Il y a environ soixante ans qu'un médecin russe, le Docteur Weisse, de Saint-Pétersbourg, fut amené à donner de la viande crue à un enfant d'un an épuisé par une diarrhée colliquative : le résultat fut excellent.

Des essais de même genre et couronnés du même succès furent faits par des médecins de différents pays.

En France, Trousseau lui dut des guérisons inattendues particulièrement dans les cas de diarrhée survenant à l'époque du sevrage, quand le sevrage a eu lieu trop tôt.

« Lorsque dans une famille, dit Trousseau,

vous proposez ce singulier remède, vous êtes d'ordinaire assez mal accueilli par les mères, qui jugent de la répugnance que devront éprouver leurs enfants d'après celle qu'elles éprouvent elles-mêmes.

Quant aux enfants, le plus souvent, ils ne témoignent aucunement cette répugnance. Dès les premiers jours, ils acceptent cette nourriture, la prennent et l'avalent sans faire tant de façons : mais le plus important est qu'ils la digèrent.

Dans les premiers jours de ce régime, il est ordinaire de retrouver presque en entier dans la garde-robe, la viande qui leur a été donnée : les matières fécales contiennent une grande quantité de fibrine décolorée ; cela ne doit ni surprendre, ni décourager, et ne doit pas empêcher d'insister.

Lorsqu'il aura passé à travers le tube digestif de l'enfant 75, 80, 100 grammes de viande crue, assurément il en sera toujours resté quelque chose qui aura fourni des matériaux à l'absorption et par conséquent à la nutrition.

En effet, on peut bientôt constater que le petit malade reprend des forces. Au bout de quatre à huit jours, les matières commencent à se mouler, mais ont aussi une horrible fétidité dont il faut avertir les parents, qui pourraient s'en alarmer.

Il est difficile de dire combien de temps cette médication doit être prolongée. Il est des enfants chez lesquels on ne peut l'interrompre, parce qu'ils sont tellement habitués à leur viande crue, qu'ils refusent toute autre nourriture, parce que, quelquefois aussi, le changement de régime ramène des accidents.

Concurremment avec la viande crue, il est indispensable de supprimer toute espèce d'aliment et même toute boisson autre que des boissons nutritives.

La boisson nutritive, par excellence, est l'eau albumineuse, qui a tout à la fois la propriété de modifier la diarrhée et qui, en raison de ce qu'elle est agréable au goût, est prise par les enfants sans aucune espèce de difficulté.

Assurément, dit en terminant Trousseau, je ne présente pas cette médication comme infaillible, mais en un grand nombre de circonstances, elle m'a donné de remarquables succès, comme elle en a donné à d'autres, et grâce à elle, j'ai obtenu des guérisons dans des cas où tout espoir semblait irrévocablement perdu. »

Rien n'est intéressant comme de relire ces passages où, guidé seulement par son remarquable esprit d'observations, Trousseau arrive à faire des remarques d'une justesse vérifiée depuis lors et à formuler des règles qui ont été, bien à tort, un peu oubliées.

On ne donne plus de viande crue dans aucun cas de diarrhée infantile, et cela, faute de pouvoir distinguer les cas auxquels ce traitement peut être favorable de ceux qui s'en accommoderaient mal.

Le souci pour les jeunes médecins d'être érudits, d'être complets, est un obstacle à l'observation personnelle, unique source pourtant de toute science vraie.

Il entraîne le respect irraisonné, fétichiste et absolu de la parole du maître, derrière laquelle on abrite sa propre responsabilité et qui dispense de réflexion.

On arrive ainsi à posséder comme bagage scientifique un certain nombre de préceptes, de règles et de formules qui sont le *vade mecum* du médecin praticien.

Mais comme elles ne peuvent s'appliquer aux faits dont la diversité leur échappe, on néglige le malade pour ne s'attacher qu'aux symptômes; tel symptôme indiquant telle maladie réclame tel traitement (voir page tant de mon excellent manuel du professeur X...). Si le malade s'en trouve mal, c'est lui qui a tort, car son médecin a agi suivant les règles promulguées par la sacro-sainte science officielle, si routinière et si vaine trop souvent hélas !

C'est faute de sortir de cette ornière, que tant d'observations aussi remarquables que celle de Trousseau que nous avons rapportée, passent longtemps inaperçues ou ne sont pas continuées jusqu'au jour où elles sont reproduites comme une nouveauté par un habile farceur qui spécule sur le manque de vraie science de ses contemporains, et aussi, surtout, sur leur paresse à vérifier non-seulement les résultats qu'on leur présente, mais encore leur authenticité et leur origine réelle.

Et cependant quelle admirable leçon découle de ce fait brutal : qu'un enfant qui n'a jamais bu que du lait et qui arrive à ne plus le supporter, supportera de la viande crue et du blanc d'œuf.

C'est dramatiquement exposer toute la doctrine du sevrage que nous avons exposée au début, au lieu que les sécrétions se soient transformées lentement, insensiblement pour devenir capables de digérer la viande, elles peuvent, dans des conditions anormales, faire cette évolution brusquement en quelques jours.

Elle est d'ailleurs aidée par l'ingestion même de l'aliment qu'on veut faire accepter ; sa présence dans l'estomac stimule les glandes, et le suc gastrique, au début insuffisant, finit par pouvoir digérer parfaitement tous ces aliments uniquement azotés. Et comme le traitement de Trousseau se tient bien d'un bout à l'autre : de la viande crue et de l'eau albumineuse, sans autre aliment ni boisson c'est-à-dire uniquement des aliments azotés sous leur forme la plus aisément assimilable.

Et comme médicaments, il leur adjoint, suivant les cas, la noix vomique et même l'acide chlorhydrique.

Que peut-on faire de plus pour activer les sécrétions insuffisantes et pour amener un changement d'état complet du chimisme digestif ?

Dans les cas relatés par Trousseau, cette insuffisance de sécrétions s'était manifestée accidentellement au cours d'une nutrition jusque-là normale, à l'occasion de la dentition ou du sevrage.

Mais il existe des cas, très exceptionnels et cependant dûment constatés (nous en avons vu nous-même) où, dès sa naissance, ou quelquefois au bout de quelques mois, l'enfant ne peut plus digérer le lait, sans qu'il soit intervenu aucune cause occasionnelle.

Cette impossibilité de digestion est absolue, tenace et permanente.

L'enfant vomit le lait au bout d'une demi-heure à deux heures. — Il le vomit quelle que soit la provenance de ce lait, lait de femme, de vache, de chèvre ou d'ânesse — stérilisé ou non, froid ou chaud, coupé par moitié ou même plus avec de l'eau bouillie, de l'eau de Vals, de l'eau de chaux, de l'eau de Vichy.

Les essais successifs pour faire assimiler le lait sous ces diverses formes n'aboutissent qu'à accroître l'intolérance de l'estomac qui finit par ne plus même supporter l'eau pure.

La dénutrition se fait rapidement — l'enfant devient en peu de temps squelettique et cependant la vie se prolonge dans cet état lamentable, malgré toutes les prévisions et même contre le désir des parents, et de la nourrice et du médecin qui assistent impuissants à cette longue agonie.

Ayant fait l'essai, dans un cas de ce genre, de donner à un enfant moribond de l'eau albumineuse, qui fut en partie tolérée et rapidement après un œuf entier à peine chauffé, nous avons assisté à une résurrection quasi miraculeuse.

L'enfant lors de ses vomissements, à l'âge de

six mois, avait l'aspect et le développement d'un enfant malingre de deux mois. — Pas de dents, pas d'ossification des fontanelles, pas de muscles sur un squelette de fœtus à terme.

Au bout de six mois d'alimentation uniquement avec des œufs, l'enfant avait repris le développement et le poids d'un enfant de son âge.

Depuis lors, il les a dépassés et ce petit être après avoir été un objet de curiosité pour sa débilité l'est devenu pour son bel aspect. — L'albumine de l'œuf a rempli, dans ce cas, le même rôle que la viande crue dans le cas de Trousseau.

En effet non seulement elle a fourni à l'enfant le moyen de parer à un danger de mort imminent, mais elle a permis à l'enfant de digérer ensuite le lait même qu'il ne pouvait assimiler.

C'est là un exemple de sevrage précoce et brusque, dans le vrai sens du mot.

Nous l'avons relaté en détail pour bien montrer d'abord combien ces cas sont exceptionnels, ensuite, quels écarts on rencontre dans les phénomènes naturels entre les cas ordinaires et les cas extraordinaires et par conséquent combien il est dangereux de suivre servilement et en tous cas, une règle absolue.

Les auteurs citent également comme cas de sevrages brusques nécessaires, ceux dans lesquels la mère ou la nourrice se trouvent tout à coup dans l'impossibilité de continuer l'allaitement soit pour cause de maladie, soit par suite de grossesse ou tout autre motif de suppression de lait.

Dans des cas semblables, si l'enfant est encore insuffisamment développé, si les conditions de santé sont défavorables, il faut, autant que possible, recourir à une autre nourrice en essayant d'en trouver une dont l'enfant ait approximativement l'âge du nourrisson qu'on veut lui confier.

Ce procédé, outre qu'il fournit le plus de garanties pour la santé de l'enfant, permet encore de réserver l'avenir.

Si, en effet, la mère ou la première nourrice ne sont atteintes que d'une suppression de lait momentanée, comme cela se produit dans le cas d'une maladie aiguë fébrible, ou de règles très abondantes ou d'émotion violente, et si, au bout de quelque temps, la santé de cette femme se rétablit complètement, elle peut espérer reprendre son nourrisson.

C'est une erreur, cependant très répandue, de croire qu'une femme qui cesse de donner le sein pendant quelques jours, ne voit plus son lait reparaître.

La montée du lait, dans ce cas, ne se fait pas en effet spontanément, mais sous l'influence des succions aidée du désir bien sincère de nourrir, la femme voit rapidement ses seins se gonfler à nouveau et peut continuer à nourrir comme par le passé. Et cela non seulement après une suppression de plusieurs jours, mais de plusieurs semaines et parfois de deux et trois mois.

Les praticiens de tous les temps et de tous les pays ont observé et relaté de ces cas, nous en avons vu nous-même et il ne peut y avoir de doute à ce sujet.

Mais si une raison sérieuse quelconque s'oppose à ce que l'enfant privé de sa nourrice soit confié à une autre, il faut simplement remplacer le lait de la nourrice par du lait animal, c'est donc un changement de lait et non un sevrage. Il faudrait même bien se garder en se basant sur l'âge de l'enfant, sur la saison favorable, sur l'état de la dentition, de profiter de l'occasion pour sevrer réellement l'enfant, c'est-à-dire pour commencer à lui faire prendre d'autres aliments que le lait.

Quelque favorables que puissent être toutes les autres conditions, la substitution forcément brusque du meilleur lait animal au lait de femme entraînera presque en tous les cas quelque trouble momentané dans la santé de l'enfant.

A plus forte raison, cette santé sera ébranlée par un changement de nourriture plus radical.

Ce n'est qu'au cas, tout à fait exceptionnel, où l'enfant ne pourrait absolument pas s'accommoder du lait animal, où des essais suffisamment renouvelés et faits dans les meilleures conditions les plus variées montreraient qu'il existe une intolérance absolue pour ce lait qu'on se résoudrait à essayer d'un autre aliment. Il faudrait alors donner la préférence d'abord à l'eau albumineuse puis, si elle est bien supportée, à l'œuf mollet auquel on essaierait bientôt d'adjoindre des potages au lait et aux farines.

Le plus souvent on verra le lait animal bien supporté à ce moment, alors qu'au début, même pur, il ne pouvait être digéré.

Au cas où l'eau albumineuse ne serait pas tolérée, où il se manifesterait d'emblée de la diarrhée et des vomissements incessants, il faudrait établir la diète hydrique pendant la période juste suffisante pour laisser se calmer l'orage, puis recommencer l'essai de l'eau albumineuse.

Si enfin, cet aliment était de nouveau mal supporté, ce sera de recourir à la méthode Trousseau, c'est à dire à la viande crue avec adjonction des médicaments jugés nécessaires par le médecin.

Il ne faut pas se dissimuler qu'une telle situation est toujours délicate, que ce sevrage brusque qui est imposé par les circonstances est entouré de périls et il est nécessaire, que durant toute cette période critique, le médecin prenne en main la direction du régime et surveille de près la manière dont se comporte l'enfant.

En dehors et en surplus de la médication interne, le médecin pourra, dans beaucoup de cas, faire faire avec avantage des frictions excitantes sèches ou alcoolisées sur la peau de l'enfant, ordonner des bains salés ou même sinapisés, ou des enveloppements humides au vinaigre antiseptique ou au vin aromatique.

Son action sera utile non seulement à l'enfant mais aux parents qui puiseront dans sa présence fréquente un puissant réconfort.

Il pourra, dans bien des cas, calmer chez eux des appréhensions non justifiées, réduire à une juste proportion les légers incidents qui peuvent se produire.

Si par exemple, l'usage de la viande crue entraîne, comme cela est extrêmement fréquent, le développement de vers solitaires dans l'intestin de l'enfant, le médecin rassurera les parents généralement très inquiets de cette nouvelle maladie survenant dans des circonstances déjà difficiles ; il leur indiquera combien la guérison en est simple et rapide et leur dira que la présence du tœnia ne peut momentanément causer aucun trouble grave à la santé de l'enfant.

CHAPITRE X

LES PREMIERS PAS DE L'ENFANT

———

Sommaire :

Diverses maladies s'attaquent aux os de l'enfant à
l'âge où il commence à marcher. — Cela tient,
d'une part, aux fautes d'hygiène et particulièrement de l'hygiène alimentaire ; d'autre part, au développement actif du système osseux qui se fait à
cet âge. — Le rachitisme, la syphilis, la tuberculose,
l'ostéomyélite peuvent ainsi causer des déformations passagères ou irrémédiables du squelette et
même frapper la nutrition générale au point d'entraîner la mort de l'enfant. — Il ne faut pas faire
marcher trop tôt les enfants ; mais il faut attendre
qu'ils aient la force de se supporter seuls sur les
jambes, sans aide.

Rien ne serait plus instructif pour le jeune
médecin qui vient de recevoir l'autorisation
officielle d'enseigner au public ce que lui ont
appris ses maîtres, que d'assister aux conversations des mères, des bonnes d'enfants et des
nourrices, dans les jardins ou les squares où
elles promènent leurs nourrissons.

Ce qu'elles disent serait d'abord quelque peu
obscur pour lui, parce qu'elles ont conservé aux

maladies et aux divers phénomènes de la vie de l'enfant les appellations consacrées par un usage de plusieurs siècles, des mots qui en général font image ; tandis que la Faculté, rougissant d'employer un langage si peu relevé, a soigneusement affublé la maladie bien connue d'un nom tiré du latin ou du grec, agrémenté fréquemment de barbarismes ce qui commence déjà à jeter un peu de trouble dans les esprits.

Le mot de Labiche : « Tout ce que la médecine a pu faire pour le rhume de cerveau, c'est de l'appeler coryza » est non seulement plaisant mais scrupuleusement exact pour cette maladie, comme pour bien d'autres.

Quand donc débarrassera-t-on la science réelle, le vrai savoir, de ce manteau de pédantisme et d'ignorance charlatanesque qu'il semblait que Molière eût mis en pièces ; et quand, au Jardin des Plantes, verrons-nous cesser de qualifier « Asinus vulgaris » sur l'étiquette, le tranquille animal que tout le monde sait être une bourrique.

Le médecin ne parle pas le même langage que ses malades et ce n'est pas là une des moindres causes de la défiance qu'a le client vis-à-vis du médecin, contrastant avec l'absolue confiance que ce même client témoigne au pharmacien. Celui-ci, en effet, habite sur la rue une boutique comme n'importe quel autre commerçant, et ne sachant en fait de médecine que ce qu'il a appris dans ses conversations avec ses clients, il adopte forcément et leurs idées et leur langage.

Il leur parle des moyens de purifier les vices du sang, des nerfs qui sont plus forts que le sang, des fortifiants, etc...

Ils se comprennent entre eux. Aussi c'est au pharmacien que le malade va raconter toutes ses misères, toutes ses souffrances, tous ses malaises, longuement et sincèrement. Tandis qu'au médecin il les a mal dites ou n'a pas tout dit, ou l'a trompé inconsciemment dans son désir d'employer vis-à-vis de lui un terme savant qui exprime juste le contraire de ce qu'il croit.

Le malade sort de chez le médecin ahuri, il sort de chez le pharmacien réconforté.

Ce n'est qu'après 10 ou 15 ans de pratique que certains médecins (pas tous) arrivent à savoir exprimer en langage courant ce qu'ils ont appris durant leurs études en latin de cuisine.

Ils trouvent alors que, sous des dénominations baroques d'apparence, tout le monde exprime fort bien les sensations ressenties, et que les préjugés populaires, pour fréquents qu'ils soient, ne sont guère plus absurdes que beaucoup de théories dites scientifiques parce qu'elles ont été émises par un monsieur pourvu d'un grand titre, théories variables du reste selon la mode du moment.

Dès ce moment le médecin peut réellement être utile.

Il comprend ses malades et ceux-ci le comprennent; chacun fait la part de ce qui peut rester de pédantisme d'école chez l'un, de respect de la tradition chez l'autre ; et malade et médecin parviennent à cette collaboration sincère et absolue qui est la condition indispensable du succès dans le traitement d'une maladie.

Mais quand il s'agit d'un enfant, c'est avec la mère que cette entente parfaite est rigoureusement nécessaire : il faut donc connaître son langage, les termes dont elle dénomme les maladies des enfants.

Ils sont, en tous cas, plus aisés à retenir, et souvent plus justes que les termes médicaux pseudo-grecs ou pseudo-latins et ont en outre sur ceux-ci l'avantage de la priorité.

Voici une mère qui dira au médecin que son enfant est noué. Le médecin instruit, mais non familiarisé avec le public, ne comprendra rien.

En examinant l'enfant, il fera vite le diagnostic de la maladie et dira à la mère : « Madame, cet enfant est atteint de rachitisme ». La mère fera faire l'ordonnance, mais restera convaincue que le médecin n'y a rien vu puisqu'il n'a pas voulu reconnaître que l'enfant était noué.

L'origine et la fabrication de ce mot de rachitisme indique bien la manière de procéder qu'emploie le monde dit savant pour dérouter le public.

Vers le milieu du xviie siècle, les médecins anglais furent frappés du grand nombre d'enfants qui mouraient d'une maladie non encore classée. Vite, on s'occupa de donner à cette nouvelle venue, un état civil.

On nomma une commission, laquelle élut un président et un rapporteur — et après quelques années de labeur, fut publié sous la signature de Glisson un copieux rapport, tout entier écrit en latin et intitulé « de rachitide ».

Ce mot a été traduit en français (si l'on peut dire) par « rachitis » d'abord, mais depuis lors, on a trouvé « rachitisme » plus élégant.

Mais d'où Glisson a-t-il tiré son rachitis ?

Cela a été le sujet de recherches et de discussions aussi palpitantes qu'oiseuses et qui ont autant occupé les savants que la maladie elle-même.

Les uns ont prétendu que Glisson, frappé de la déformation de la colonne vertébrale chez la plupart des sujets, a été chercher son étymologie dans la dénomination grecque de la maladie du rachis — comme pleurésie pour la maladie de la plèvre.

Cependant d'autres ont fait remarquer que, bien avant que la maladie nouvelle fût officiellement connue, elle était désignée dans le public sous le nom de « Rickets » en Angleterre et qu'en vieux français, depuis les temps les plus reculés, on appelle « riquet » un individu bossu et mal conformé.

Aussi s'est on demandé si le savant Glisson ne s'était pas contenté de donner une tournure grecque au vieux mot populaire et non de donner une tournure moderne à un mot grec.

La question n'est pas encore résolue ; gageons que de nouvelles thèses paraîtront quelque jour sur ce grave sujet.

Quelle que soit l'appellation employée, que l'enfant soit dit noué, riquet ou rachitique, c'est tout un pour lui — c'est qu'il est atteint de la maladie qu'ont cru découvrir au XVIIe siècle les médecins anglais et qui existe, à n'en pas douter, depuis une antiquité très reculée, comme en témoignent, mieux que des descriptions, les dessins du temps qui sont parvenus jusqu'à nous.

L'enfant atteint de cette maladie constituée offre, en effet, un aspect absolument caractéristique qui permet de ne la confondre avec aucune autre maladie ni infirmité.

La tête présente un volume exagéré par rapport au reste du corps — et dans ses parties, des disproportions qui produisent une physionomie bien spéciale.

Le front est saillant, les bosses frontales et pariétales sont proéminentes au point que le sommet du crâne paraît aplati.

Ce crâne énorme surmonte une face amaigrie, plissée et vieillotte, dans laquelle les yeux expriment à la fois la tristesse et une intelligence précocement développée.

La poitrine offre une conformation bizarre : aplatie latéralement au-dessous des aisselles, elle fait en avant une saillie qui la fait ressembler à une poitrine de dindon.

Cette saillie est bordée à droite et à gauche d'un chapelet de nodosités à l'union des côtes et des cartilages costaux — phénomène tellement frappant qu'il a été, suivant certains auteurs, l'origine de la dénomination populaire anglaise de « the rickets », que d'autres ont fait dériver du vieux terme normand ou français de « riquet ».

Le sommet de la poitrine, au-dessus des aisselles, n'est pas diminué dans sa capacité.

Mais, comme les clavicules sont courtes, les épaules sont rapprochées, ce qui donne l'illusion d'un faible développement thoracique.

Rétrécie à sa partie moyenne, la poitrine s'évase à sa base pour coiffer un abdomen large, proéminent, tendu comme un tambour, étalé comme un ventre de crapaud.

Un bassin évasé supporte ce gros ventre, mais n'indique pas une augmentation de capacité du petit bassin, c'est-à-dire de la portion inférieure non visible extérieurement dans laquelle sont logés chez la femme les organes génitaux.

Cette région, si importante par le rôle qu'elle aura plus tard à remplir, est au contraire déformée, et présente dans ses diverses parties, au lieu des courbes régulières normales, des angles saillants qui causeront, en cas d'accouchement, une gène notable et souvent un danger irrémédiable pour la mère et pour l'enfant.

Vu de dos, l'enfant rachitique paraît bossu, par l'accentuation des courbures normales de la colonne vertébrale. Les déformations des membres ne sont pas moins accentuées.

Les cuisses sont généralement courbées en arcs à concavité interne.

Les jambes offrent des courbures variables. — Tantôt elles sont arquées toutes les deux comme les cuisses. — Tantôt la déformation est inverse, de telle sorte que les genoux se touchent et que l'individu est cagneux.

Tantôt enfin, une jambe s'infléchit d'un côté et l'autre de l'autre, entraînant une déformation atroce et une attitude tristement ridicule.

Les membres supérieurs n'échappent pas à la déformation et peuvent être courbés en divers sens.

Outre ces inflexions, les os du squelette présentent, presque tous, au niveau où ils se joignent pour former les articulations un gonflement de leurs extrémités voisines qui attire de suite l'attention — et qui contraste avec ce fait que les articulations sont lâchement unies et susceptibles de mouvements extraordinairement étendus comme celles de mauvaises poupées, reliées par des ficelles.

Ces déformations des os sont rendues bien visibles par le peu d'épaisseur des parties molles qui les recouvrent.

La graisse est absente.

Les muscles sont atrophiés et se tendent comme des cordes sous l'influence d'un effort.

La peau flétrie, flasque, jaunâtre, enveloppe comme un sac trop grand ces muscles faibles qui seuls la séparent des os rabougris et tordus.

Aucune autre maladie ne peut produire de tels désordres.

Le pied-bot, les luxations congénitales ne frappent qu'une région.

La syphilis héréditaire qui attaque le squelette, et peut l'atteindre en toutes ses parties détermine des déformations différentes.

La tuberculose agit d'une façon encore plus

distincte, provoquant ici et là des lésions sépa-
rées qui aboutissent à la formation d'abcès —
ce qui ne se voit jamais dans le rachitisme.

L'ostéomyélite provoque aussi des abcès et
non des inflexions de la plupart des os.

D'ailleurs il y a ce facies, cette attitude caractéristique et il y a encore, pour bien distinguer
la maladie qui nous occupe, les symptômes
éprouvés par le malade ou constatés par le médecin.

Les symptômes frappants qu'on constate dans
le rachitisme, sont le retard de l'ossification
dans toutes ses parties et avec toutes ses conséquences — retard qui contraste avec un développement cérébral exagéré se manifestant par
la précocité de l'intelligence. Pour bien comprendre le mécanisme et le résultat des retards
de l'ossification, il est indispensable de connaître comment, à l'état normal, se forme la
charpente osseuse qui sert de point d'attache à
nos muscles et de leviers à nos articulations,
qui permet à l'homme de conserver une attitude
rigide et qui est la base de tous les mouvements.

L'homme n'atteint le développement complet
de son squelette qu'à l'âge de vingt-cinq à trente
ans pour diminuer ensuite à partir de cinquante
ans.

La taille moyenne de l'homme adulte à son
complet développement est de un mètre six cent
cinquante-sept millimètres.

Il résulte de statistiques nombreuses et de recherches très précises que cette taille moyenne est plus élevée chez l'habitant des villes que chez celui des campagnes.

Que la taille de l'homme est d'autant plus haute que le pays qu'il habite est plus riche, que sa nourriture est meilleure, que les fatigues et les privations qu'il éprouve dans l'enfance et dans la jeunesse sont moins grandes — qu'en France la taille moyenne de la population est plus élevée chez les habitants du nord que chez ceux du midi — et plus élevée dans les départements de l'est que dans ceux de l'ouest.

Que, parmi les divers peuples, les Saxons sont ceux dont la taille moyenne est la plus grande, car elle atteint presque un mètre quatre-vingts, tandis qu'elle est de un mètre 76 en Russie, 1 mètre 73 chez les Polonais, 1 mètre 68 en Belgique — et seulement de 1 mètre 38 chez les peuplades polaires : Lapons, Esquimaux, Samoièdes.

Que, d'un individu à l'autre il peut y avoir de très grandes variations depuis les géants de 2 mètres 83 jusqu'aux nains de 0 mètres 56 millimètres.

Toutes ces différences sont dues à des développements différents du squelette osseux.

Si nous examinons maintenant de quelle façon se fait l'accroissement du poids de l'homme vous voyons que : un an après sa naissance, un enfant normal a triplé de poids, il lui faut ensuite six ans pour doubler le poids qu'il avait à un an et treize ans pour le quadrupler.

Cela indique suffisamment l'activité du travail qui se fait chez le jeune enfant.

Or, l'os se compose d'un élément organique, sorte de gangue de matière vivante dans laquelle s'incrustent des sels calcaires qui constituent l'élément minéral et qui lui donnent sa consistance analogue à celle de la pierre.

On a trouvé :

Que l'élément organique diminue tandis que l'élément minéral augmente à mesure que les os approchent du terme de leur complet développement. Que ces deux éléments ne présentent plus alors ni diminution ni augmentation et restent longtemps unis dans la même proportion.

Que dans l'extrême vieillesse, l'élément organique augmente, tandis que l'élément minéral diminue, d'où il suit qu'ils tendent, à la fin de la vie, à revenir à la proportion même qu'ils offraient au début.

L'influence du régime sur le tissu osseux a été étudié par Chossat et Alphonse Milne-Edwards.

Le premier a démontré en 1842 que les animaux, pour vivre, doivent introduire dans leur estomac une quantité quotidienne assez considérable de sels calcaires soit avec leurs aliments, soit en nature, comme font les oiseaux.

Si cette quantité leur manque, le sang, ne trouvant plus dans les produits de la digestion les principes terreux qui lui sont nécessaires, les emprunte au tissu osseux. Au bout d'un certain temps, les os deviennent de plus en minces, puis se rompent sous le plus léger effort, les animaux dépérissent rapidement et ne tardent pas à succomber.

De son côté, Milne-Edwards voulut savoir, si dans de telles conditions, la composition chimique du tissu osseux se trouvait modifiée.

De ses recherches sur les pigeons, il conclut que les oiseaux privés de sels calcaires, présentaient un tissu osseux aussi riche en matière minérale que celui des pigeons soumis au régime ordinaire car les molécules osseuses avaient été absorbées en masse, ce n'était pas seulement la matière minérale qui avait disparu, c'était aussi l'élément organique.

Ces deux éléments : minéral et organique, se combinent suivant les lois suivantes :

L'os passe par trois états successifs depuis la période embryonnaire jusqu'à son complet développement.

Il est d'abord constitué, comme tous les tissus chez l'embryon au début, par des noyaux et des cellules, et rien, à cette époque, ne permet de le distinguer des organes voisins.

Mais peu à peu, les parties du corps de l'embryon qui constituent le squelette s'infiltrent de chondrine qui leur donne l'aspect blanc nacré, la consistance ferme du cartilage.

Cette transformation s'effectue simultanément dans les diverses pièces du squelette et dans toutes les parties du même os.

Dès lors, chaque os est individualisé, il ne lui

reste plus qu'à recevoir l'apport des sels minéraux tout en augmentant ses dimensions pour
avoir sa constitution définitive.

Cette constitution définitive de l'état osseux
résulte de la combinaison de l'élément minéral
avec l'élément organique.

Les molécules osseuses occupent les espaces
intercellulaires qu'elles envahissent peu à peu
et remplissent bientôt complètement.

Le travail d'ossification ne s'empare pas à la
fois de toutes les parties du cartilage. Il débute
par un point qui répond au centre de celui-ci.

De là il s'étend vers la périphérie, et forme
par son accroissement la plus grande partie de
l'os.

Quelquefois un seul point d'ossification suffit
pour le développement complet de tout un os.

D'autres os naissent par deux points d'ossification primitifs, ou par trois, quatre, cinq ou,
ce qui est rare, par un plus grand nombre.

Ces points primitifs, quel que soit leur nombre,
ne suffisent pas toujours à amener l'ossification
d'un os entier.

On voit naître, à une époque plus tardive,
vers les extrémités du cartilage, des points
secondaires d'ossification, qui, en se portant à la
rencontre des points primitifs, complètent l'œuvre que ceux-ci avaient commencée.

Les points d'ossification se développent à des
époques très différentes.

Le premier point qu'on observe est toujours

celui de la clavicule qui existe déjà à la fin du premier mois de la vie intra-utérine.

A la naissance l'ossification est commencée dans la presque totalité des diverses pièces du squelette mais ne les a pas envahies en entier ce qui explique le peu de rigidité qu'on remarque dans les os longs qui peuvent s'infléchir comme des branches de bois vert.

A partir de la naissance, l'ossification se continue par la formation des points d'ossification secondaire qui, peu à peu, rejoignent les points primitifs, le dernier de ces points est à l'extrémité interne de la clavicule, n'apparaissant qu'à vingt ans.

Aucun ordre ne préside à l'apparition des points primitifs et complémentaires, tel de ces derniers précédant de plusieurs années le début d'un point primitif dans un autre os.

Mais il n'y a pas de variations marquées dans la date d'apparition : chaque point osseux apparaît à un âge déterminé, de telle sorte que sur un cadavre on peut fixer d'une façon précise l'âge du sujet, par la constatation des points d'ossification qui se sont déjà montrés dans son squelette.

A quelle époque s'opère la soudure des points primitifs ? et à quelle âge les points complémentaires se soudent-ils aux précédents ?

Malgré d'assez nombreuses variations, on peut établir ces trois lois générales :

1º Lorsqu'un os se développe par plusieurs

points primitifs, ceux-ci se soudent avant que les points complémentaires se montrent.

2° Lorsque l'os se forme par un seul point primitif et plusieurs points complémentaires, ces derniers apparaissent d'autant plus tôt qu'ils prennent une plus grande part au développement de l'os.

3° Dans les os qui ont pour origine un seul point primitif et un seul point complémentaire la précocité de celui-ci est en raison de son volume relatif.

En général les points complémentaires se soudent d'autant plus lentement qu'ils sont plus précoces, d'autant plus rapidement qu'ils sont plus tardifs.

Ainsi l'extrémité supérieure du tibia qu'on peut déjà distinguer à la naissance, ainsi que l'extrémité inférieure du fémur ne se réunissent au reste de l'os que de vingt à vingt-cinq ans. La réunion des points complémentaires a lieu un peu plus tôt chez la femme que chez l'homme.

Chez la première, tous sont soudés à 22 ans, chez le second, quelques-uns ne se soudent qu'à 22, 24, ou 25 ans.

Après la soudure des points complémentaires l'os ne pouvant plus se développer en longueur, la stature de l'homme n'augmente plus, ou plutôt elle n'augmente que faiblement par l'accroissement des cartilages qui séparent les articulations et des disques qui séparent les vertèbres. Mais les os augmentent encore en épaisseur grâce au travail qui se fait sous la membrane qui recouvre l'os et qu'on appelle le périoste.

Telles sont les données fondamentales de la formation du squelette normal qui sont indispensables à connaître pour comprendre la genèse des troubles que les maladies et en particulier le rachitisme amènent dans les divers os.

La tête de l'enfant rachitique ne présente un volume disproportionné par rapport au reste du corps que parce que les os du crâne ne se soudent que tard.

Normalement la fontanelle antérieure, carrefour en étoile de quatre grandes sutures, est fermée complètement de deux à trois ans.

Cette époque est largement dépassée chez l'enfant rachitique.

Chez lui, même à un âge avancé, cette fontanelle est encore le siège de battements visibles et d'un souffle perceptible grâce à la minceur de la simple membrane qui sépare le cuir chevelu des vaisseaux de la dure-mère.

La conséquence de ce retard dans l'union des divers os de la boîte cranienne est que le cerveau a toute liberté de se développer, c'est pourquoi l'enfant rachitique est d'une intelligence plus précoce que la moyenne des autres enfants.

Telle est, du moins, l'explication classique de ce fait certain : la manifestation chez l'enfant rachitique d'une intelligence au-dessus de son âge. Il y a lieu de faire bien des réserves sur cette doctrine dont les conséquences mèneraient loin.

L'ossification précoce et le petit volume crânien qui en est la conséquence devraient coïncider avec des manifestations intellectuelles diminuées ou tout au moins retardées.

Les exemples abondent qui prouvent que cela est faux.

D'ailleurs l'étude même superficielle du cerveau montre que l'écorce de cette organe, laquelle renferme les cellules actives, forme des replis d'autant plus développés qu'elle dispose de moins d'espace dans la boîte rigide qui la recouvre et qu'elle a le plus besoin de s'étendre.

De telle sorte que chez un grand animal peu différencié une large boîte cranienne renferme un cerveau dont la surface est lisse comme elle, tandis que chez l'homme cette surface est plus que doublée par des circonvolutions analogues à celles de l'intestin dans la cavité abdominale.

Il est démontré que le volume absolu du cerveau ne mesure pas l'intelligence du sujet, que le poids ne fournit pas une meilleure indication; ce qui est certain, au contraire, c'est que le nombre des circonvolutions, leur plissement plus fréquent est en rapport avec le développement intellectuel.

Grâce à ce plissement, un cerveau puissant peut s'accommoder d'une petite boîte crânienne et la théorie classique de l'intelligence des rachitiques a besoin de nouveaux arguments pour conserver quelque valeur.

La même cause générale qui produit, chez le rachitique, un arrêt ou un retard dans la formation des os, interrompt et trouble l'évolution des dents.

Quand le rachitisme apparaît chez un enfant, les dents qui paraissaient sur le point de faire éruption, restent incluses dans la gencive, le travail de dentition s'arrête. Il n'est pas rare en outre que les dents qui étaient déjà sorties se carient, noircissent et tombent.

La conséquence des déformations des os de la cage thoracique, colonne vertébrale et côtes, est une gêne des fonctions respiratoires entraînant celle de la circulation en retour.

En effet l'inspiration provoque en même temps qu'un appel d'air dans les poumons un appel de sang qui, par les grosses veines, revient au cœur.

Cette circulation est ralentie par la diminution de l'amplitude des mouvements d'inspiration, aussi voit-on le sang distendre les veines sous-cutanées de la tête et de la face ce qui contribue à donner à l'enfant rachitique une physionomie bien particulière.

La laxité des ligaments qui unissent les articulations de l'enfant rachitique entraîne une incertitude des mouvements, une maladresse fort gênante, notamment dans la marche qui est rendue difficile par la manque de cohésion des os du bassin.

Enfin ces os formés d'îlots plus durs séparés par des portions non ossifiées n'offrent aucune résistance.

C'est pourquoi ils se déforment sous l'action

des muscles dont les contractions passagères ou fréquentes sont prédominantes, de là les courbures et déviations que nous avons signalées.

Les fractures faciles à produire et difficiles à réparer sont une complication fréquente et grave du rachitisme confirmé.

Quand un enfant en est là, il est bien près de la période consomptive qui l'achèvera.

Déjà les sueurs abondantes l'épuisent constamment.

L'appétit d'abord exagéré, contrastant avec un amaigrissement progressif, arrive à se supprimer.

La respiration est difficile, surtout si l'enfant est très jeune.

Dès lors il suffit de peu de chose pour que ce petit cadavre cesse complètement sa vie de souffrance.

Cette maladie s'accompagne en effet de souffrances provoquées par le moindre mouvement, et qui ne cessent qu'au repos complet.

Aussi voit-on l'enfant rachitique sur son lit, les membres recroquevillés dans la position qui les repose le mieux, triste, morne, anxieux de tout mouvement qui provoquera de la douleur.

Plus fréquent dans les pays froids que dans les pays chauds, dans les villes que dans les campagnes, chez les pauvres que dans les classes aisées, le rachitisme a été surtout signalé chez les enfants recevant une alimentation défectueuse.

Ce fait capital n'avait pas échappé aux premiers observateurs sérieux qui se sont occupés du rachitisme.

J.-L. Petit en 1741 conseille de ne pas sevrer les enfants avant que la première dentition ne soit complète pour éviter le rachitisme.

Jules Guérin remarque que, deviennent rachitiques les enfants sevrés trop tôt ou trop vite.

« L'alimentation par le lait de femme, dit Natalis Guillot, est telle qu'on ne trouve pas de rachitiques parmi les enfants qui y sont soumis, et le biberon a tué plus d'enfants que la poudre à canon n'a tué d'adultes ! »

Jules Guérin ne se contente pas d'observations, il fait des expériences : De jeunes chiens sevrés peu de temps après leur naissance et nourris au pain et à la viande devinrent rachitiques au bout de quelques mois.

Les mêmes résultats sont obtenus par Trousseau.

Mais il faut mettre en regard de ces résultats, d'une part les expériences de M. L. Tripier conduites avec beaucoup de soins, et variées autant que possible qui démontrent qu'on ne peut rendre à volonté un animal rachitique en lui donnant une nourriture défavorable; d'autre part, ce fait fréquemment observé d'enfants exclusivement nourris au sein par une mère bien portante et qui présentent des symptômes généralement isolés mais certains de rachitisme.

Tel est le tableau du rachitisme, dans toutes ses manifestations et dans sa forme la plus complète.

Il est heureusement relativement rare d'observer ces cas graves, mortels.

Combien, au contraire, il est fréquent de remarquer chez un enfant qui paraît très bien portant des signes isolés mais non douteux de rachitisme.

Chez les uns, la courbure des tibias ; chez d'autres, les nodosités costales, fréquemment les grosses têtes soudées tardivement et la physionomie caractéristique sans cependant l'amaigrissement et les douleurs du rachitisme généralisé.

Mais dans tous les cas, légers ou graves — toujours le gros ventre étalé du crapaud. Ce caractère-là ne manque jamais.

Il doit être, à notre avis, retenu, parce qu'il indique probablement la genèse de la maladie.

Bien qu'actuellement les lésions et les symptômes du rachitisme soient bien déterminés, nous ne connaissons pas la cause immédiate qui agit sur l'organisme pour le produire.

Nous savons que son apparition la plus fréquente est dans le cours de la deuxième et de la troisième année, c'est-à-dire à l'époque de la première dentition, qu'elle ne paraît pas influencée par l'hérédité en ce sens qu'un père ou une mère rachitiques n'ont pas plus de chances de voir leur enfant devenir rachitique que ne l'ont des parents indemnes de cette maladie ; mais qu'on trouve souvent des tares graves dans la santé des parents d'enfants rachitiques.

Que conclure de tout cela, au point de vue de la connaissance de la cause du rachitisme et surtout du traitement à lui opposer ?

A ce dernier point de vue, l'expérience a indiqué quelques moyens utiles de lutter contre la maladie : l'alimentation au lait pur longtemps prolongée, et particulièrement au lait de femme.

La vie au soleil et au grand air, le séjour au bord de la mer, pour les petits.

Quand l'enfant est plus grand, l'huile de foie de morue ou toute autre huile de poisson, ou à son défaut, du beurre frais en abondance.

Certains aliments très nourrissants et facilement digestibles comme le jambon fumé cru, la viande crue avec proscription des farineux.

Un enfant dont les os sont insuffisamment résistants et chez lequel tout mouvement produit dans ces os un retentissement douloureux doit être laissé au repos complet jusqu'à disparition de cet état maladif. C'est là une conclusion tellement évidente que le simple bon sens la dicte aux gens les moins instruits — c'est une règle de conduite qu'il est impossible de faire accepter aux mères et aux nourrices, sauf rares exceptions.

Vous aurez beau leur expliquer que les muscles qu'on fera travailler chez un enfant rachitique à la période aiguë, déforment en se contractant les os trop mous, leur dire que ces mêmes os, dans les membres inférieurs céderont sous le poids du corps et s'incurveront, les prévenir que ces déformations une fois accomplies peuvent ne pas disparaître complètement sous l'influence du meilleur traitement — qu'en tous les cas, pour réparer le mal, quand il sera fait, il faudra des années de traitement rigoureux tandis qu'il suffira de quelques mois de précautions pour les éviter.

Toutes ces considérations sont vaines, étant en opposition avec un sentiment qui, chez la plupart des mères, est supérieur à l'amour maternel même — l'amour-propre.

Une mère se consolera de ce que son enfant ait les jambes de travers, qu'il soit infirme, qu'il meure même.

Elle ne supportera pas qu'on dise qu'il est incapable de marcher à l'âge où les autres enfants marchent.

C'est un honneur de pouvoir dire et montrer qu'il a marché avant les autres — comme c'est un honneur d'avoir un enfant qui pèse plus lourd que les autres.

Pour arriver bonne première dans cette course à qui aura l'enfant marchant le plus tôt, les mères et les nourrices ont imaginé, depuis les temps les plus reculés, les moyens et appareils les plus divers.

Ce sont des lisières passées sous les aisselles et à l'aide desquelles la mère soutient le petit corps au bout duquel pendillent des jambes de polichinelle.

Ce sont des paniers d'osier de forme troncô-
nique dont la petite base enserre la ceinture de
l'enfant tandis que la grande base munie de
roulettes roule sur le sol à mesure qu'avance
l'enfant.

Ce sont des chariots en bois construits plus
ou moins grossièrement d'après le même principe.

Quels qu'ils soient, tous ces appareils sont
mauvais parce qu'ils invitent l'enfant à se tenir
debout avant qu'il n'en ait naturellement la
force. Il est, au contraire, préférable que l'enfant marche tard et que, fort longtemps, il
adopte l'attitude à quatre pattes qui lui permet
en toute sécurité de développer à la fois tous ses
muscles et ne pas porter tout son poids sur les
seuls os des membres inférieurs.

Tels sont, défalcation faite des innombrables
agents thérapeutiques qu'une mode apporte et
que la suivante détrône, les divers moyens qui
ont fait leurs preuves.

Si, maintenant, nous essayons de combiner
nos observations personnelles avec les faits
dûment établis par les auteurs, nous remarquons que parmi les symptômes physiques du
rachitisme, il en est un qui ne manque jamais ;
c'est le gros ventre.

Que, parmi les troubles fonctionnels, le plus
frappant est l'augmentation d'appétit qui persiste jusqu'à la période de consomption tandis
que l'amaigrissement va sans cesse en augmentant.

Que, s'il ne suffit pas d'une alimentation défectueuse pour provoquer le rachitisme, l'influence de l'alimentation sur cet état est certainement prépondérante ; le rachitisme étant infiniment moins fréquent chez les enfants élevés au sein que chez ceux nourris au biberon.

Qu'enfin, dans le traitement du rachitisme, les médicaments ne servent de rien, ou à peu près, qu'ils soient riches en phosphore ou en chaux, qu'ils soient spécialisés ou non ; que, seuls agissent les moyens qui permettent d'exciter la nutrition générale par le tégument cutané (bains salés, air vif, frictions cutanées, soleil, exercice, etc.). et ceux qui permettent de faire mieux assimiler les aliments à l'enfant; tandis qu'il faut proscrire les farineux et tous les aliments qui gonflent l'estomac. Nous sommes forcément amenés à rapprocher ces symptômes de ceux que nous voyons se produire chez l'adulte atteint de dilatation de l'estomac maladie très rare cependant : symptômes physiques, troubles fonctionnels, traitement, régime sont les mêmes : ils ne diffèrent que par ce phénomène il est vrai, capital, dans la maladie qui nous occupe, les lésions osseuses.

Mais voyons s'il n'est pas possible de trouver une explication satisfaisante de l'existence de ce symptôme chez l'enfant, alors qu'on ne le constate pas chez l'adulte.

Et d'abord la distinction n'est pas absolue. L'adulte n'échappe pas complètement au rachitisme.

Si, en effet, le maximum de fréquence des cas de rachitisme se remarque chez l'enfant de deux à trois ans, les cas de rachitisme qui se manifestent dans les années suivantes sont encore assez nombreux, puis vont en s'égrenant à mesure que l'enfant avance en âge, mais sans disparaître, en sorte qu'on peut trouver des exemples de rachitisme ayant débuté même à vingt ans.

Nous disons rachitisme vrai ; car il faut bien se garder d'une confusion qu'a favorisée Trousseau en désignant sous le nom de « rachitisme des adultes » une maladie essentiellement différente : l'ostéomalacie.

Donc le rachitisme peut éclater chez l'individu tant que l'évolution de son système osseux en formation n'est pas terminée.

Dès lors on peut assez aisément se faire une idée de l'enchaînement, sinon du mécanisme intime, des phénomènes qui entraînent ces graves lésions.

Un enfant a l'estomac dilaté. Nous avons vu combien cela est fréquent, diverses causes concourant à la production de cet état : d'une part toutes les causes qui entraînent une faiblesse musculaire générale et une diminution dans l'activité sécrétoire de l'estomac ; ainsi agissent une hérédité qui cause la débilité de l'enfant, le manque d'air pur, le froid ou la trop grande chaleur, les maladies quelconques dont l'enfant s'est mal remis.

D'autre part, les fautes d'alimentation, soit

que l'enfant reçoive, au lieu de lait, des aliments ou des boissons qu'il ne peut assimiler ou qui l'intoxiquent, soit qu'il absorbe du lait qu'il ne peut aisément digérer (lait animal trop chargé en caséine ou en beurre) soit enfin qu'on lui fasse avaler du bon lait, du lait de sa mère, mais en trop grande quantité et à des intervalles si rapprochés que l'estomac est rempli par une nouvelle dose avant seulement qu'il se soit vidé de la dose précédente.

Telles sont les causes de la dilatation d'estomac chez l'enfant et nous les voyons toutes figurer dans les causes du rachitisme signalées par les auteurs.

Le premier résultat de la dilatation d'estomac est, que l'enfant souffre dans sa nutrition.

Cette énorme quantité de lait ou d'aliments ingurgités à la fois et à des intervalles très rapprochés ne peut être assimilée.

Tout au contraire, l'organisme impuissant à tirer parti de tous ces matériaux n'en utilise aucun.

L'appareil digestif débordé, ne fonctionne plus ou fonctionne très mal.

Tel un filtre résistant dans lequel on verse trop abondamment de la matière à filtrer, rien ne sort plus de l'appareil.

De telle sorte que plus l'enfant mange, plus il maigrit, et ce contraste est d'autant plus marqué que l'appétit, dans certains cas, est extraordinaire : un estomac dilaté provoquant une sensation de besoin impérieux de manger, dès qu'il est vide, et n'amenant la sensation de bien-être que quand la poche est pleine, or cette poche est souvent énorme, descendant au-dessous de l'ombilic et remontant au-dessus de la sixième côte gauche en refoulant le cœur en haut et le foie à droite.

L'amaigrissement est parfois dissimulé au début par le dépôt d'une couche de graisse sous la peau qui donne beaucoup de satisfaction aux parents heureux d'entendre dire partout : « Voilà un bel enfant ! »

C'est quelquefois une flatterie, c'est souvent sincère, mais témoigne alors que la plupart des gens ont une singulière conception du beau.

Un bel enfant ! celui qui montre sous des bajoues un double ou triple menton, en guise de bras deux saucissons que les articulations divisent en bouts séparés, un ventre étalé, épaté de vieille femme, prolongé en bas par un tel épaississement des téguments entre les cuisses que nous avons vu des mères effrayées nous consulter à ce sujet, enfin des cuisses et des mollets que l'enfant ne peut plus plier et où la peau se coupe et s'ulcère dans tous les plis !

Si l'on palpe les tissus, on a la sensation d'une motte de beurre ou de saindoux — cela cède sous le doigt qui y laisse son empreinte.

La peau est pâle, cireuse, exsangue, et ne peut être détachée des plans sous-cutanés infiltrée de graisse.

Voilà un bel enfant ! Le pauvre petit, combien serait-il plus heureux pour lui que le troupeau de voisins imbéciles disent à la mère : votre enfant souffre, madame, il n'a pas bonne mine.

En effet, cette graisse a pris la place du muscle ; l'élément gras, là comme ailleurs, signifie le manque d'activité, la mort lente des tissus.

Cet enfant gras est plus maigre, c'est-à-dire plus pauvre en muscles et plus malade qu'un vrai maigre qui n'a quasiment que la peau sur les os, mais chez lequel le peu de muscles qui restent peut encore être perçu.

Quel que soit l'aspect extérieur de l'enfant dont la nutrition souffre par suite d'un estomac dilaté, ce trouble de nutrition s'étend à tout l'organisme.

Les tissus en voie de formation ne trouvant plus dans le sang privé des éléments que, faute d'assimilation, ils ne puisent plus dans l'intestin, les substances qui leur sont nécessaires pour s'accroître s'arrêtent dans leur travail de formation et bientôt même rétrogradent car, dans l'organisme vivant, le mouvement constant des échanges se produit toujours, condition primordiale de la vie.

C'est un apport d'un côté, un transport de l'autre.

Rien n'est stationnaire, un tissu, un organe augmente ou diminue sans cesse ; c'est la vie ou la mort qui se prépare par les mêmes moyens.

Tel est le sort du tissu osseux chez l'enfant que nous considérons.

Si, au moment où ce tissu se forme, où il a besoin à chaque pulsation cardiaque de trouver dans le courant sanguin les éléments nécessaires à augmenter ses travées, ces matériaux lui manquent, ou du moins sont insuffisants, son travail ne se poursuit que plus lentement et au bout de quelques mois, on peut déjà remarquer un écart sensible avec les productions osseuses d'un enfant bien portant.

Si l'assimilation des aliments continue à se faire mal ou même si elle diminue encore, bientôt le sang, au lieu d'apporter des matériaux pour la production de l'os, emportera des éléments de cet os en voie de régression et ce sera bientôt la fin.

Telle est l'idée qu'on peut se faire de l'enchaînement des phénomènes qui, de la dilatation d'estomac aboutissent au rachitisme. Et si cette conception est fausse, il n'en reste **pas** moins que, si l'on applique au rachitisme le seul traitement de la dilatation d'estomac, on obtient les meilleurs résultats.

Si l'enfant rachitique n'est pas trop âgé, le remettre au lait et particulièrement au sein — régler avec le plus grand soin les tétées — ne le sevrer que très tard et quand tout symptôme morbide aura disparu — le frictionner énergiquement, plusieurs fois par jour sur tout le corps et exciter sa peau par tous les moyens connus.

Si l'enfant est plus grand, lui fournir des aliments assimilables et qui nourrissent beaucoup sous un faible volume en particulier les viandes à peine cuites, les crustacés et les poissons tout en prenant les soins d'hygiène de la respiration et de la peau les plus minutieux.

Telles sont les bases du traitement de la dilatation d'estomac qui constituent les seuls moyens d'enrayer le rachitisme.

Peu nous importe la valeur réelle de la théorie que nous avons exposée — mais elle offre à nos yeux ce précieux avantage : de bien faire ressortir les dangers de la dilatation d'estomac chez l'enfant et en montrant comme tout se tient dans l'organisme humain — comme un trouble d'un organe retentit sur des organes d'apparence absolument différente, de mettre en garde les parents et les nourrices contre les mauvaises habitudes d'alimentation des enfants.

Réglez le nourrisson dès sa naissance, nourrissez-le au sein toujours — ne considérez le biberon que comme un expédient exceptionnel et passager — en tous les cas dangereux — ne sevrez votre enfant que quand ses dents, ses fontanelles, son état général vous montreront qu'il est apte à digérer autre chose que du lait, effectuez ce changement d'alimentation tellement graduellement que vous ne puissiez dire à quel moment l'enfant a été sevré et jamais votre enfant n'aura la moindre trace de rachitisme quelle que soit son hérédité.

Il pourra être syphilitique, tuberculeux, mais rachitique jamais.

Le rachitisme n'est pas, en effet, la seule dystrophie qui puisse atteindre le squelette de l'enfant.

La syphilis s'y marque et la distinction est souvent tellement difficile à faire que pour certains auteurs dont Parrot est resté le plus connu, le rachitisme est toujours fonction de la syphilis. Cependant les cas types montrent dans les deux maladies des physionomies bien distinctes.

L'enfant syphilitique héréditaire est généralement un retardé intellectuellement comme musculairement.

De même qu'il marche en retard, il parle en retard. Tout son corps, tous ses organes ont subi un arrêt de développement ou tout au moins ne se sont développés que très lentement.

Un enfant syphilitique héréditaire de trois ans est souvent, à tous les points de vue, un bébé de huit mois ou d'un an à peine.

Les dents sont en retard ou cariées, mais le plus souvent elles existent et montrent un aspect caractéristique : des crénelures, des striations qui les font appeler, du nom de l'auteur qui les a, le premier, décrites, dents d'Hutchinson.

Les déformations osseuses sont, comme toutes les manifestations de la syphilis, infiniment variées et échappent presque absolument à tout essai de description d'ensemble. Cependant le plus souvent les tibias sont amincis d'une face à l'autre avec courbure de la crête, ce qui leur a fait donner le nom caractéristique et fort exact de tibias en fourreaux de sabre.

Il n'existe pas de douleurs dans les membres de l'enfant syphilitique ou quand il y en a, ce sont des douleurs spontanées indice d'un travail anormal qui se produit dans l'os, distinction absolue d'avec le rachitisme dans lequel, au repos complet, il n'y a aucune douleur, tandis que le moindre mouvement la provoque.

Le traitement de la syphilis qui frappe les enfants est bien à tort calqué par beaucoup de médecins sur le traitement de la syphilis des adultes.

Il serait même plus exact de dire que parmi les modes de traitement de la syphilis de l'adulte on a choisi pour l'enfant le plus mauvais.

Il est démontré (et cela est facile à faire d'une façon précise par l'analyse de l'urine) que donné par la bouche, le mercure n'est absorbé qu'en très minime quantité.

La presque totalité étant éliminée par l'intestin, n'a donc été d'aucune utilité pour le traitement de la maladie, mais n'a pas manqué d'agir sur le tube digestif qu'elle irrite peu à peu jusqu'à entraîner des lésions durables.

Nous avons vu plusieurs personnes guéries depuis de longues années de leur syphilis mais ayant encore l'estomac détraqué par la terrible liqueur de Van Swieten surnommée par les anciens habitués de l'Hôpital du Midi « le casse boyaux » ou par les inefficaces et légendaires pilules de protoiodure.

Il existe au contraire des méthodes d'administration du mercure qui agissent sur la maladie tout en sauvegardant l'intégrité du tube digestif.

On peut faire des frictions avec la pommade mercurielle, les analyses d'urines montrent que, de cette façon, une assez considérable quantité de mercure est absorbée. Comment ? par la peau, croit-on, évidemment. Pas du tout, ou du moins fort peu, mais bien sous forme de vapeurs inspirées.

Quoi qu'il en soit, les inconvénients possibles de cette méthode sont limités.

C'est d'abord le dégoût qu'inspire naturellement cette substance noire, grasse, qui ne se nettoie qu'avec de l'alcool, qui laisse une odeur fade d'encre grasse et qui attaque les métaux, en particulier les bijoux.

C'est ensuite l'éruption de petits boutons rouges très cuisants qu'elle peut provoquer parfois sur tout le corps.

C'est enfin l'inflammation des gencives qui se développe presque fatalement à moins de les soigner très scrupuleusement et peut, surtout chez un enfant, devenir une maladie sérieuse.

Ainsi, cette méthode efficace est-elle souvent rejetée par les parents et rarement conseillée par les médecins désireux, avant tout, de les contenter.

Il en est une autre qui n'a à tous les points de vue que des avantages et contre elle qu'un obstacle — la pusillanimité des parents. C'est la méthode des injections hypodermiques.

Depuis que la petite seringue de Pravaz a permis de faire pénétrer dans l'organisme, sans passer par la bouche, tant de substances d'indication et d'action si diverses, jamais son utilité, on peut même dire sa nécessité, n'a été prouvée comme dans la syphilis.

Absorber chaque jour, en l'espace d'une minute, la quantité exactement dosée d'un médicament qui agit sûrement, et cela sans qu'il en reste de trace sur la peau, sans qu'il s'en suive immédiatement ou plus tard la moindre incommodité, sans que personne au monde puisse s'apercevoir du traitement suivi, sans rien autre chose qu'une douleur extrèmement courte et très peu vive au moment de l'introduction de l'aiguille et un endolorissement très peu marqué analogue à la sensation qui persiste après une contusion légère, et cela pendant douze ou vingt-quatre heures !

N'est-ce pas là la formule idéale de traitement par les agents thérapeutiques ?

Il n'est pas douteux que l'avenir ménage la surprise à nos vieux praticiens qui ne sont plus dans le mouvement de voir peu à peu traiter toutes les maladies dans lesquelles agit un médicament bien déterminé, par des injections hypodermiques de ce médicament.

La sérothérapie envahit déjà l'hygiène, la thérapeutique se fera presque tout entière avec la seringue de Pravaz plus ou moins modifiée et adaptée à ses différents besoins.

Le traitement de la syphilis par les injections

remplit les conditions suivantes : Il est efficace, la presque totalité de la dose de médicament introduite étant absorbée par la circulation.

Il peut être exactement dosé.

Il est régulièrement suivi par le malade.

Cette dernière condition dépend du médecin. Celui-ci doit toujours et en tous les cas pratiquer lui-même chaque injection.

La seringue à injections ne doit, ou plutôt ne devrait en aucun cas être confiée au malade. C'est une arme qui lui est personnelle, dont il a la responsabilité et dans un pays où l'on fait tant de lois et tant de règlements pour obliger tous les citoyens, sous les peines les plus sévères, à suivre un sentier minutieusement tracé sans jamais s'en écarter, il serait juste qu'on punisse aussi sévèrement que pour manquement au secret professionnel, le médecin qui aurait conseillé à un malade de se faire lui-même des injections et l'industriel qui aurait vendu une seringue à des personnes étrangères au corps médical.

Mais à défaut de contrainte pénale, comment les médecins n'ont-ils pas tous compris, le jour où cette méthode si riche en applications a vu le jour, qu'ils tenaient par elle leurs malades, que grâce à elle ils seraient désormais certains que le médicament prescrit serait intégralement absorbé. La moitié des malades ne suivent pas deux jours de suite le traitement indiqué, viennent vous dire que ce traitement ne leur a rien fait et finalement convaincus, vont consulter **un** confrère avec lequel ils recommencent la même comédie.

Avec l'injection hypodermique, le médecin se délivre de la lutte des pharmaciens entre eux pour insinuer au malade la spécialité de leur maison, il est à l'abri de la malveillance de certains pharmaciens qui n'hésitent pas à recommander au malade venu pour faire remplir une ordonnance de son médecin, un autre praticien avec lequel ils sont liés d'amitié ou autrement.

Tous ces petits tripotages, toutes ces petites intrigues qui se nouent autour du malade depuis la loge de sa concierge jusqu'au cabinet du médecin et qui sont cause que le malheureux patient et surtout les parents de l'enfant malade ne sachant plus qui croire, qui écouter, finissent par laisser la maladie sans soins, faire son œuvre, tout cela le médecin en est à l'abri avec le seul secours de sa petite seringue.

Il doit, toutes les fois que cela n'est pas impossible, pratiquer les injections chez lui, dans son cabinet ou mieux dans le laboratoire, dans la petite salle d'opérations que tout praticien consciencieux doit avoir fait aménager à côté de son cabinet. Là, il a sous la main tout l'attirail nécessaire pour faire proprement n'importe quelle opération de petite chirurgie et l'introduction d'un aiguille est une véritable opération pour laquelle une parfaite asepsie est indispensable.

Là, il peut remédier de suite à l'un des petits accidents susceptibles de se produire — le petit malade ou sa mère qui se trouve mal, une hémorragie qui dure quelques minutes, une aiguille qui se casse dans les tissus.

Tout cela est extrêment rare, tout cela se répare très aisément, mais encore faut-il avoir sous la main les objets nécessaires et ne pas mettre pour des incidents si légers, tout une maison en révolution.

Le médecin fera préparer lui-même par une personne qu'il connaît et qui a sa confiance la solution à injecter.

Dès le moment qu'il est responsable de l'injection, il doit s'entourer des garanties nécessaires. Or, à ce point de vue, la plus absolue méfiance doit être la règle.

Ayant laissé à un malade le soin de faire préparer une solution pour injections, après lui avoir indiqué le laboratoire où cela devait être préparé, nous avons eu l'extrême surprise de voir un abcès se développer après l'une des premières injections.

Cependant le flacon portait bien la marque du pharmacien indiqué — nous allons nous-même voir le préparateur qui nous affirme n'avoir pas fait cette solution.

Le malade, mis au pied du mur, avoue qu'un de ses amis avait une fiole vide portant la marque du pharmacien que nous avions indiqué et qu'il avait transvasé dans cette fiole la solution préparée par un autre pharmacien.

Celle-ci pouvait être très bien stérilisée, mais mise ensuite dans une fiole sale et débouchée depuis longtemps, elle ne pouvait que provoquer un abcès.

C'est ce qui s'était produit. Tout cela pour économiser trente ou quarante sous !

Vous trouverez à chaque instant des malades qui ne craignent pas de courir les risques d'un empoisonnement ou d'une infection pour moins de vingt sous de bénéfice immédiat !

Et ce ne sont pas des malheureux : ce sont toujours des petits bourgeois.

L'ouvrier est docile, scrupuleux et consciencieux quand il se soigne — ou bien alors il ne se soigne pas du tout. C'est en somme une conduite très logique.

Le médecin dans sa petite salle d'opérations, armé de sa seringue, remplie d'une solution préparée par une personne de confiance sait ce qu'il fait, comment agira son médicament, ce qu'il peut espérer, ce qu'il a à craindre.

Son malade est entre ses mains. Il doit venir régulièrement, aux dates fixées, se faire soigner.

Ces dates seront espacées ou rapprochées par le médecin suivant qu'il le jugera utile.

Enfin quand le malade sera guéri, c'est au médecin qu'il en rapportera le mérite et non à une drogue qu'il se dit toujours qu'il aurait pu obtenir du pharmacien sans l'intermédiaire onéreux du médecin,

Il est juste de dire que le pharmacien l'entretient dans cette idée, quand il ne la lui suggère pas.

Enfin, comme toute peine mérite salaire, il faut que le public comprenne qu'en échange des soins minutieux et de la responsabilité du médecin qui pratique l'injection, il lui doit une rénumération suffisante et que, tout compte fait une maladie traitée par des injections coûte moins cher que traitée par des drogues, parcequ'elle dure moins longtemps et que, de ce fait, il y a à la fois moins de frais de médecin et reprise plus rapide du travail, parce qu'il n'y a pas de frais de pharmacien lesquels s'élèvent en moyenne au double des frais médicaux.

Ces considérations, d'ordre matériel, ne doivent pas, à notre avis, être passées sous silence.

Nous croyons nécessaire une explication nette, franche avec le public pour lui faire comprendre quel est son intérêt, et quelles sont les erreurs que des gens intéressés ont essayé de lui faire admettre.

La question une fois bien posée n'est susceptible que d'une solution, et il est puéril, hypocrite et stupide, à notre avis, de réprésenter le médecin comme accomplissant un sacerdoce, comme mû uniquement par un immense amour de l'humanité, un dévouement sans bornes.

Les conséquences d'une telle conception du rôle du médecin sont : que celui-ci se croit le droit d'agir purement à sa guise envers ses malades puisqu'il les soigne bénévolement. Ensuite les malades ne se croient pas tenus de rémunérer leur médecin qui doit goûter dans les joies pures de la charité qu'il pratique un suffisant dédommagement de ses peines.

L'évidente vérité est que le médecin remplit dans la société un rôle indispensable du moins en l'état actuel de notre civilisation.

Puisqu'il faut des médecins, il faut bien les faire vivre.

L'allocation qui leur est nécessaire peut être fournie par chacune des personnes qui ont besoin de soins, comme cela s'est toujours fait ; elle peut être versée par l'Etat, comme l'ont proposé des gens qui considèrent comme l'idéal d'un citoyen d'être nommé fonctionnaire, enfin elle peut provenir de fonds communs à des groupements plus ou moins étendus, ainsi que cela se pratique dans les sociétés de secours mutuels, et cette manière de faire serait de beaucoup la meilleure si les sociétés de secours mutuels qui fonctionnent actuellement n'étaient en très grosse majorité, que des sociétés de secours aux malades riches et pauvres aux dépens du médecin.

Quel que soit le mode de rémunération, elle existe et ne peut pas ne pas exister : le médecin sacerdotal étant le premier à empocher discrètement les honoraires qu'il feint de ne pas paraître recevoir.

De ce droit à la rémunération est corrélatif le devoir d'accomplir loyalement, honnêtement, correctement son métier sans ces éclats de zèle du néophyte qui abandonne tout : clients qui attendent, repas, famille, etc..., pour courir au premier appel aider un ivrogne à se libérer ou contempler une femme en attaque de nerfs, mais avec le souci de ne pas commettre de négligence, de faute technique qui, dans cette profession, peuvent entraîner la perte d'une vie humaine.

Combien de médecins peuvent affirmer qu'ils ont, dans toute leur carrière, sauvé la vie d'un homme qui serait certainement mort sans leur intervention ?

Combien peu n'ont pas à se reprocher d'avoir causé la mort de plusieurs personnes qui n'auraient peut-être pas succombé, sans leur intervention intempestive et maladroite?

Heureusement la journée du médecin ne se passe pas à retirer dramatiquement de la tombe l'individu qui s'y laissait choir ou à y précipiter celui qui oscillait sur le bord, comme l'opinion publique est trop portée à l'imaginer.

Les malades en danger imminent constituent l'infime minorité et les autres sont autrement intéressants parce qu'ils sont le nombre et parce que le médecin peut beaucoup pour eux.

Il leur est utile, en les soulageant de leurs souffrances, en abrégeant pour eux les journées d'incapacité de travail, en leur indiquant les moyens d'éviter une rechute.

Il est encore plus utile, en inculquant les principes indispensables d'hygiène au malade et à son entourage qui constitue un auditoire généralement attentif à ses petites conférences frappantes par l'exemple qu'on a sous les yeux.

Enfin, plus encore, il est, malgré lui, l'apôtre de la raison, du bon sens. Il est, dans la société, l'homme qui a le plus étudié la nature, et qui, par suite, sera aussi éloigné des hypothèses métaphysiques que des conceptions rectilignes du mathématicien.

L'influence du médecin sur l'esprit des gens qui l'entourent est indéniable.

Elle s'exerce dans la haute société des grandes villes, dans le monde littéraire, politique et scientifique, comme dans le moindre village.

Elle s'oppose heureusement à l'idiot sectarisme de Homais comme aux entreprises sournoisement habiles de Tartuffe, et cela se fait, sans que le médecin le veuille, parce que celui dont l'esprit a passé des années à observer les phénomènes et qui a discipliné sa raison à n'admettre que les conclusions qui découlent des faits observés ne pourra plus jamais accepter ce qui choque cette raison.

Ce n'est donc pas le médecin qui fait de la politique, ni celui qui fait du prosélytisme, ni celui qui écrit qui exercent ce rôle utile dont nous parlons.

C'est tout au contraire le praticien qui ne sort pas de son métier et c'est par l'exercice même de ce métier qu'il a le plus d'action sur le public.

Cette action sera de plus en plus directe et efficace à mesure que se dissiperont les préventions et la défiance qu'ont encore vis-à-vis de leurs médecins les gens faibles d'esprit que travaillent dans la coulisse les pharmaciens et les congréganistes qui exercent illégalement la médecine.

Pour accomplir leur concurrence déloyale, tous les procédés sont bons, et en général réussissent.

Cet état de choses beaucoup plus fréquent qu'on ne le pense généralement n'a que deux remèdes applicables : montrer par les faits mêmes peu à peu, aux plus défiants, le mal fondé de leurs soupçons, employer de plus en plus la méthode hypodermique qui libère le malade de tout rapport direct avec le pharmacien.

Dans la syphilis, nous avons vu combien cette méthode s'imposait à tous les points de vue.

Son seul inconvénient chez l'enfant réside dans la crainte qu'auront quelques mères de la souffrance causée par l'introduction de l'aiguille.

Mais à mesure que cette pratique se répandra davantage, cette pusillanimité disparaîtra, chacun ayant eu l'occasion de vérifier par lui-même combien peu cette piqûre est douloureuse.

Enfin, peu de parents refuseront absolument de se laisser convaincre que, même au prix d'une douleur, fût-elle plus vive, mais en tous les cas extrêmement courte, il est heureux qu'on puisse sauver leur enfant de déformations et de désordres qui le laisseraient infirme ou profondément débilité.

Nous n'entrerons pas dans le détail des formules de solution à injecter, ni dans la technique de ces injections, qui ressortent d'ouvrages de pathologie ou de petite chirurgie.

Nous n'avions ici qu'à indiquer par quel moyen on lutte contre la maladie et on en prévient les manifestations graves.

Nous avons vu que dans le rachitisme c'est par l'hygiène alimentaire ; dans la syphilis c'est par l'injection mercurielle et aussi l'hygiène de l'alimentation et du corps, frictions alcooliques, bains salés, vie au grand air, etc...

Nous allons maintenant examiner deux autres infections qui s'attaquent au système osseux des enfants du premier âge — la tuberculose et l'ostéomyélite.

La tuberculose a été jusqu'à la deuxième moitié du dix-neuvième siècle, considérée comme une maladie héréditaire et incurable. Double et fatale erreur à tous les points de vue !

Il est actuellement universellement reconnu par tous les gens instruits que la tuberculose du père ou de la mère ne se transmet pas directement à l'enfant, sauf exceptions absolument rares.

L'hérédité des tuberculeux se marque uniquement par une débilité générale qui favorise jusqu'à un certain point l'aptitude des enfants de tuberculeux à prendre eux-mêmes la tuberculose. — Car cette maladie, si elle n'est pas héréditaire est éminemment contagieuse, et la contagion se fait uniquement par le transport sur les muqueuses d'une personne saine des produits de désintégration du tubercule.

C'est-à-dire qu'un tuberculeux pulmonaire contagionnera par ses crachats, comme une vache atteinte de tuberculose de la mamelle contagionnera par son lait.

Ainsi s'explique les cas si fréquents de tuberculose chez les enfants de tuberculeux. Les enfants cohabitent avec les parents malades, sont contaminés par ces parents d'autant plus aisément que, comme nous l'avons dit, ils sont souvent nés débiles.

C'est ce qui a fait croire aux observateurs superficiels que ces enfants étaient nés tuberculeux.

Mais des recherches précises et nombreuses ont montré que la tuberculose est bien moins fréquente chez les enfants de moins de six mois que chez ceux de six mois à deux ans, alors que c'est le contraire qui eut dû se produire si les enfants naissaient tuberculeux.

D'autre part, on a pu éviter la tuberculose chez les enfants de tuberculeux en isolant, dès leur naissance, ces enfants des parents malades, et cette expérience vérifie complètement la doctrine de non hérédité.

Donc la tuberculose est une maladie non héréditaire, mais contagieuse, et de plus elle est curable, dans tous les cas et à tous les degrés.

Cette affirmation formulée par Cruveilhier il y a cinquante ans et vérifiée tant de fois depuis lors, qu'elle ne fait plus de doute pour le monde savant, n'a pu encore vaincre l'incrédulité du public.

Cela tient surtout à ce que celui-ci est accoutumé d'attribuer la guérison des maladies, seulement aux médicaments, aux drogues. Ce qu'il demande au médecin qu'il fait appeler, c'est une bonne potion qui le délivre de son mal.

Dans la plupart des maladies et dans la tuberculose en particulier, les médicaments n'agissent pas ou plutôt ne servent qu'à diminuer certains symptômes gênants : les sueurs trop abondantes, l'insomnie, les températures trop élevées. Ce qui guérit c'est l'hygiène appropriée à chaque maladie.

Dans la tuberculose pulmonaire la cure hygiénique fait merveille.

De là le succès des sanatoria où le malade est astreint à se conformer aux règles précises formulées par le médecin aussi bien pour son alimentation, pour les promenades que pour les précautions à prendre vis-à-vis des crachats, source de propagation de la maladie.

Ces sanatoria sont ainsi utiles non seulement au malade lui-même qui y apprend à se soigner et qui guérit, mais à la société pour laquelle tout tuberculeux qui crache est un danger.

Il suffit de supputer combien de germes dissémine et répand autour de lui un tuberculeux pulmonaire qui évacue sur le sol les produits ramollis de ses lésions pour s'étonner que ses concitoyens ne prennent pas immédiatement des précautions efficaces pour être à l'abri de cette inoculation.

Elle pouvait encore paraître douteuse tant

qu'on se demandait par quel véhicule des parcelles de crachats renfermant des bacilles pouvaient être transportées jusque dans les voies respiratoires des autres personnes.

La part que prennent les moustiques au transport des germes de la fièvre jaune et de la malaria, mise en évidence dans ces dernières années, permet de soupçonner que les mouches pourraient bien jouer un rôle analogue vis-à-vis du contage de la tuberculose.

D'où découle l'indication urgente de faire expectorer les tuberculeux dans des crachoirs fermés, ce qui est la mesure la plus convenable à tous les points de vue, ou tout au moins dans des récipients toujours garnis d'un liquide qui tue infailliblement et sur le coup toutes les mouches et tous les insectes qui iraient se poser sur les crachats nageant dans ce liquide.

Il ne faut pas se dissimuler que l'adoption de ces mesures constitue une véritable révolution dans nos mœurs.

Dans nos wagons de chemins de fer de première comme de troisième classe, dans les salles de réunions ou de conférences, dans les bureaux de poste, dans tous les lieux publics sans exception, le sol est émaillé de crachats.

Tous fort heureusement, ne renferment pas de bacilles de Koch, mais il est bien évident que la personne qui a l'habitude de cracher par terre ne cessera pas de le faire quand elle deviendra tuberculeuse.

Les gens qui se croient propres crachent dans

leur mouchoir, mais ce linge va ensuite souiller leur poche ou leurs vêtements ; il sera, avant d'être lessivé, mis en contact avec d'autres linges, et peut inoculer aux doigts ou contagionner, par transport dans l'air de parcelles desséchées, une des personnes qui les manipulent ensuite.

Le crachoir de poche est donc un ustensile de propreté et de préservation indispensable.

L'usage commence à s'en répandre dans les pays allemands.

Le modèle du docteur Dottweiler est très pratique. On en a fait, d'ailleurs, de plus légers, de plus coquets, dont quelques-uns sont de vrais bijoux. Mais, en France, à part quelques personnes de la classe riche ayant séjourné dans des sanatoria ou très dociles aux conseils de leurs médecins, le nombre de ceux qui se servent d'un crachoir de poche est tellement restreint que la vue de cet ustensile excite encore la risée ou le dégoût du public.

Puisqu'il est admis qu'un Français ne peut supporter de paraître ridicule, il faut à toute force trouver un moyen de rétablir l'ordre normal des choses en amenant le public à trouver seul ridicule et dégoûtant l'usage de cracher par terre en éclaboussant plus ou moins ses voisins. Celui qui découvrira ce moyen aura épargné plus de vies humaines que Pasteur par tous ses travaux. Nous ne voulons pas faire admettre que toute personne saine dont les muqueuses seront touchées par le bacile de Koch deviendra par là même fatalement tuberculeuse.

Des observations cent fois renouvelées ont montré que à peu près tous les habitants des grandes villes portent dans leurs bouches ou leurs nez des bacilles de Koch parfaitement vivants et qui, cependant, n'ont causé aucune lésion.

L'organisme humain présente, en effet, des moyens de résistance à l'envahissement de ces bacilles. Localement, la muqueuse saine, non excoriée, ne peut être pénétrée par le bacille.

Si celui-ci la pénètre grâce à une effraction, grâce à un endroit de moindre résistance, la lésion peut rester cantonnée en ce point si l'organisme général est sain et résistant.

Il se formera un tubercule qui guérira sans que l'état général du sujet en ait souffert.

Mais il suffit que le porteur de ce tubercule localisé soit fatigué, même momentanément, par une nuit sans sommeil, par l'ivresse, par du surmenage, une indigestion, ou qu'il soit atteint ou convalescent d'une maladie aiguë telle que l'influenza, ou la rougeole, la diphtérie ; il suffit d'une de ces occasions si fréquemment rencontrées, pour que de son point d'entrée, le germe de la tuberculose se transporte dans un organe profond — ce sera le plus souvent l'appareil pulmonaire qui sera atteint par les facilités d'accès qu'il présente. Cela peut être un autre organe, si les bacilles ont été ingérés dans l'estomac ou si un organe en particulier offre une résistance moindre.

Car le transport des bacilles, une fois leur pénétration effectuée dans le milieu intérieur,

se fait par toutes les voies, respiratoire, digestive, sanguine et lymphatique.

Il résulte de ces considérations qu'au point
de vue de l'hygiène, c'est-à-dire de la préservation de la maladie, il est indiqué d'arrêter,
avant tout, le germe contagieux à son point de
départ, c'est-à-dire là où on peut le plus aisément le saisir.

Comme ce point de départ est de beaucoup
le plus fréquemment dans l'expectoration, c'est
elle qu'il faut surveiller, isoler, et on ne peut
le faire que par l'usage absolu et constant des
crachoirs de poche.

Au point de vue spécial de l'hygiène infantile
on a attribué au lait une très grande part dans
la dissémination de la tuberculose. Nous avons
déjà vu, au chapitre de l'alimentation des nouveau-nés, combien ce rôle du lait dans la propagation de la tuberculose était controversé.
Un fait indéniable est la rareté de la tuberculose intestinale primitive chez le jeune enfant.

Si, cependant, le germe tuberculeux pénétrait
dans l'organisme avec le lait, c'est bien sur les
voies digestives qu'il porterait sa première action.

La tuberculose chez le jeune enfant a plus de
tendance qu'à aucun autre âge à frapper d'autres organes que les poumons.

L'appareil respiratoire n'échappe pas à la
dissémination des tubercules évidemment, mais
ce n'est plus lui, comme chez l'adulte. qui se
trouve atteint presque toujours le premier et
presque fatalement secondairement.

L'enfant peut mourir de tuberculose avec des poumons indemnes.

A cet âge la tuberculose présente une remarquable prédilection pour les os, os des mains, où se produisent ces saillies comme soufflées nommée « spina ventosa », os de la tête, os des membres.

Cela ne surprend pas, quand on a présentes à l'esprit les considérations que nous avons résumées précédemment sur l'importance du travail osseux chez le jeune enfant d'une part et d'autre part sur la tendance qu'a l'infection à se porter sur les points qui sont le siège d'un trouble quelconque dans leur nutrition.

C'est aux points où existe de la congestion sanguine physiologique nécessitée par l'accroissement de l'os que se déposent les germes de la tuberculose.

L'évolution est ensuite celle de tout tubercule : formation simultanée d'un foyer de cellules distinctes de celles du tissu ambiant et d'une membrane d'enveloppe limitant le foyer.

Suivant les cas, la nodule se ramollit, suppure, la paroi se perfore et des fusées purulentes suivent les trajets des gaines des tendons, espaces interosseux, ou intermusculaires pour finalement aboutir sous la peau qui devient violacée et peu à peu s'ulcère, très lentement et sans réaction bien douloureuse.

Des lors le foyer peut être envahi par tous les germes du dehors et la suppuration s'éterniser par les orifices cutanés de plus en plus nombreux souvent situés très loin du foyer qui leur a donné naissance, jusqu'à ce que l'enfant, épuisé par une suppuration qui peut être extra-ordinairement abondante et porteur de foyers tuberculeux de plus en plus nombreux, finisse par périr.

Si l'on peut éviter qu'une autre infection se greffe sur l'infection tuberculeuse et si la santé générale du malade se relève, on peut voir se tarir l'écoulement qui se fait par la fistule et au bout de plusieurs mois et souvent de plusieurs années, l'infection s'éteint, laissant comme tra-ces indélébiles de son passage des cicatrices cutanées horribles et dégoûtantes, la peau à leur niveau étant accolée ou réunie aux os sous-jacents par des brides fibreuses, et des défor-mations plus ou moins importantes du squelette allant depuis le seul gonflement d'un point osseux jusqu'à l'ankylose ou la luxation d'une jointure avec tous les troubles qu'elles entraî-nent dans les mouvements.

Mais fort heureusement, l'évolution du foyer tuberculeux peut être et est souvent tout à fait différente. Au lieu de se ramollir et de perforer sa membrane d'enveloppe pour se répandre dans les tissus voisins, le nodule peut au con-traire être le siège d'une circulation de moins en moins active.

Il se durcit et finalement se transforme en un petit noyau de matière crétacée privée de toute vie qui ne constitue plus qu'un corps étranger inerte au sein de l'organisme.

Cette guérison de la tuberculose est extrêmement fréquente.

Les anatomistes qui passent leur existence à disséquer les cadavres ont été frappés des cas nombreux de tubercules anciens absolument guéris, qu'ils trouvent au hasard de leurs études sur les corps d'individus morts de tout autre maladie bien des années après le moment où ils avaient été passagèrement tuberculeux.

Les physiologistes qui ont étudié la marche du nodule tuberculeux ont tous affirmé l'étonnante tendance à la régression que présente ce noyau — contrairement à ce qu'on voit dans la plupart des infections.

Tous, ils ont indiqué que, tandis que certains germes pullulent dès qu'ils ont pénétré l'organisme avec une effrayante rapidité que rien ne paraît pouvoir enrayer — le contage tuberculeux au contraire, s'arrête et se limite en général, au point de pénétration, y somnole longtemps, s'y entoure d'une coque qui, en s'épaississant, les sépare de plus en plus complètement du reste de l'organisme et le prive peu à peu de toute communication avec celui-ci en même temps que de tout moyen de se nourrir.

Dès lors il n'est plus qu'un grain de plâtre égaré dans un point quelconque de nos tissus et le plus souvent imperceptible autrement que par une dissection complète.

Cette manière de se comporter est toujours la même quels que soient les tissus ou les organes frappés par la tuberculose.

Cependant la tendance à la régression est facilitée par certains tissus et certaines régions, c'est à la peau que les tubercules guérissent le plus aisément, à un tel point que peu de médecins, de bouchers, et de vétérinaires n'ont pas eu à un ou plusieurs moments de leur existence de ces petits nodules résultant d'une piqûre faite en ouvrant un corps tuberculeux et ayant évolué en quelques mois jusqu'à disparition complète.

Tout au contraire les méninges, le larynx, les poumons facilitent moins la tendance à la régression des nodules tuberculeux.

Quoi que dans ces organes comme dans tous les autres il soit toujours vrai que toute tuberculose peut guérir.

Les conditions qui favorisent cette tendance à la guérison due en propre au germe infectieux sont à la fois locales et générales.

Localement, de l'étude rapide du mode d'évolution, que nous avons faite, nous devons retenir que le point essentiel du traitement est de ralentir le plus possible la circulation dans le voisinage du foyer tuberculeux. C'est-à-dire que le repos sera la règle primordiale et essentielle à formuler et l'importance de cette règle est démontrée par l'observation et par l'expérience.

Nous ne faisons guère autre chose pour guérir les tuberculoses osseuses que de les immobiliser complètement : tumeurs blanches des genoux, coxalgies, maux de Pott se traitent par l'application d'appareils plâtrés, silicatés, en métal, qui immobilisent le plus complètement possible le membre atteint et la guérison s'obtient généralement ; les cas malheureux étant dus, presque tous, à la mauvaise volonté du malade et surtout à l'imbécile faiblesse des parents.

L'expérience suivante a été faite il y a deux ans par le professeur Lannelongue.

Ayant inoculé avec des germes tuberculeux trois lots de cobayes, il porta l'un des lots à la campagne. l'autre au bord de la mer, le troisième lot étant laissé au laboratoire même dans un petit réduit. La nourriture et les soins étant es mêmes pour tous, ce fut le lot laissé dans un coin du laboratoire à Paris qui lutta le mieux contre l'infection.

Ce résultat surprenant pour beaucoup de ceux mêmes qui sont le plus au courant de ces études, ne peut être attribué qu'au repos complet dont jouissaient les bêtes restées à Paris.

De telles constatations ont leur importance à un moment où les malades et beaucoup de médecins sont enclins à ne connaître d'autres moyens de traitement de la tuberculose que le grand air et l'exercice quelles que soient la forme et la période d'évolution de la maladie et quel que soit l'état du malade.

C'est en traitant l'état général du malade qu'on réalise les conditions générales pouvant favoriser la régression des tubercules.

Là encore, les expériences sont maintenant décisives. Malgré le repos, dans nos hôpitaux parisiens, les petits malheureux atteints de tuberculose osseuse ne guérissent que lentement et dans une proportion insuffisante.

Les suppurations s'éternisent, l'enfant languit, triste et sans appétit, et quand il réussit à sortir du marasme et à se remonter, il reste infirme.

Depuis que la ville de Paris a créé l'hôpital maritime de Berck, où, au prix de grands sacrifices pécuniaires, on envoie les petits malades atteints de tuberculose osseuse, leur situation est toute différente.

Peu de jours après leur arrivée au bord de la mer, les enfants reprennent de l'appétit, leurs forces reviennent, ils deviennent gais, actifs et, sans traitement local, les suppurations diminuent, puis se tarissent.

Ces heureux résultats ont été si frappants que, suivant l'exemple donné par l'Assistance publique, des fondations particulières se sont créées à Berck, qui est actuellement un lieu de traitement pour un très grand nombre d'enfants atteints de tuberculose osseuse.

Mais il ne faudrait pas croire que cette plage jouisse d'avantages tout particuliers dans le traitement de cette affection. Tout le littoral de la mer, pourvu que la côte trop basse ne soit pas marécageuse, offre à peu de chose près les mêmes conditions favorables.

Ces conditions sont les suivantes : possibilité pour l'enfant très atteint de garder le repos presque absolu tout en jouissant d'un air pur et vivifiant et de prendre des bains de sable chaud ; un peu plus tard, facilité des premiers pas sur un terrain uni sans qu'une chute présente le moindre danger, et puissante action des bains de mer dès qu'ils peuvent être supportés. Action très favorable de l'alimentation par les poissons et les coquillages.

Sur place tous les poissons se digèrent très aisément, tandis que beaucoup d'entre eux, tels que le maquereau et la raie en particulier, subissent, au bout de quelques heures déjà après leur mort, une fermentation qui produit chez ceux qui les mangent des troubles allant depuis le simple malaise au moment de la digestion suivi ou non d'urticaire jusqu'à la véritable intoxication. C'est pourquoi beaucoup de ces poissons gras qui constituent précisément la meilleure alimentation quand ils sont absolument frais, ne peuvent être recommandés après transport.

Au bord de la mer l'enfant fait une ample consommation de coquillages de toutes espèces dont la plupart sont inconnus hors du littoral, leur prix de vente étant insuffisant pour couvrir les frais de transport.

C'est grâce à cette nourriture, à cette pratique des bains de mer, et par dessus tout à l'action sur la peau autant que sur les poumons de l'air marin que les enfants affaiblis parviennent dans une très forte majorité à reprendre des forces et à guérir.

Si le séjour de la mer est impossible, il faut

chercher par tous les moyens possibles à en réaliser artificiellement toutes les conditions par le séjour dans une campagne où règne un air vif, (et non pas comme font tant de parents en recherchant un climat trop doux et amollissant), par l'emploi des bains salés et des frictions excitantes, par l'usage à haute dose de l'huile de foie de morue, des sardines à l'huile et du beurre salé.

Telle est l'hygiène thérapeutique de la tuberculose locale.

Il nous reste, pour avoir fini d'étudier les principales affections osseuses qui frappent l'enfant dans ses deux premières années, à parler de l'ostéomyélite.

Voilà encore une maladie de l'os qui, elle aussi, produit de la douleur, de la gène et même de l'impossibilité des mouvements, de la suppuration, des abcès souvent multiples et qui laisse des déformations permanentes, et cependant le médecin doit pouvoir la distinguer des autres maladies osseuses, dues au rachitisme, à la syphilis, à la tuberculose.

L'ostéomyélite est, contrairement à ces dernières, dans les cas types, une maladie aiguë et à grand fracas.

Comme symptômes généraux, elle affecte l'allure d'une fièvre typhoïde — comme symptômes locaux elle reproduit celle d'un traumatisme grave.

Le jeune médecin qui a vu une fois ce gonflement nettement limité par un bourrelet siégeant près d'une jointure mais cependant sur la partie de l'os où la tête s'unit au corps, qui a éprouvé au palper la sensation spéciale que produit l'inflammation profonde ne l'oublie pas.

Seulement en dehors de ces cas types, il y a les cas où la douleur est supportable, la fièvre médiocre, l'évolution lente, il y a enfin comme dans tous les phénomènes naturels, l'infinie diversité qui dépend de la virulence de l'agent infectieux et de la réaction que lui oppose l'organisme infecté — il y a par conséquent tous les moyens de confondre à un premier examen, une maladie avec une autre. Et cependant combien de médecins ne font jamais qu'un premier examen, — ou même ne jettent qu'un coup d'œil d'après lequel ils déclarent, à la galerie stupéfaite d'admiration que c'est telle maladie puis s'en tiennent désormais à ce diagnostic quelle que soit la durée de la maladie, par ignorance, négligence ou pour ne pas reconnaître une première erreur.

Mais si on suit attentivement la marche de la maladie, la physionomie propre finit toujours par s'affirmer.

Nous devons aux travaux qui seront l'éternel honneur du professeur Lannelongue une connaissance très détaillée du siège de l'ostéomyélite, de son évolution, des points d'élection de l'inflammation et enfin du traitement.

Nous n'avons malheureusement dans l'hygiène que peu de ressources à opposer à cette maladie contre laquelle le médecin doit agir vite et énergiquement.

Si les phénomènes du début ne cèdent pas rapidement à l'immobilisation parfaite, et à l'emploi de la glace en permanence — il faut de suite ouvrir le foyer qui siège sous le périoste et si le pus est déjà formé, pratiquer une ou plusieurs controuvertures permettant de drainer le canal osseux qu'on ouvre quelquefois largement dans son entier.

C'est pour avoir reculé devant ces graves mais nécessaires interventions, qu'on voit des malades passer leurs jeunes années tantôt au lit avec des douleurs atroces, tantôt à boitailler sans pouvoir suivre leurs camarades — avec des réveils fréquents combattus par des interventions incomplètes ou un traitement qui amène seulement la somnolence de l'infection.

A vingt ans ces malades souffrent encore de leur affection osseuse et ont de plus un membre atrophié, déformé, quelquefois hors de service. Souvent il reste un séquestre, un débris osseux, séparé par la suppuration du reste de l'os et qui doit être éliminé,... au prix de quelles souffrances.

Le spectacle d'une telle situation encourage à avoir la cruauté (comme disent les bonnes personnes sentimentales) d'opérer de suite, largement, complètement et définitivement, après l'avoir dûment chloroformisé, l'enfant atteint d'ostéomyélite qui se réveillera débarrassé pour toujours de la maladie.

CHAPITRE XI

COMMENT PRÉSERVER LES ENFANTS DES MALADIES
CONTAGIEUSES

Sommaire :

D'abord en fortifiant leur organisme, en les habituant
à supporter le chaud et le froid. en leur donnant
comme aliments ceux qu'ils peuvent aisément digérer comme qualité et quantité, — en les fa sant vivre au grand air. en favorisant le développement de
leurs muscles. — Ensuite en évitant le plus possible de rassembler de nombreux enfants dans des
endroits clos où ils ont des contacts immédiats
constants — en proscrivant l'habitude de laisser embrasser les nourrissons par tout le monde
en ne laissant pas à la portée des enfants des objets de provenance douteuse que ceux-ci puissent
porter à la bouche. — Enfin en isolant effectivement
toute personne atteinte de maladie contagieuse. —
Vis-à-vis de la variole, nous pouvons prémunir
tous les enfants à condition de les vacciner dans le
mois qui suit la naissance et de les revacciner ensuite, tous les 4 ans. — Ces obligations doivent être
volontairement acceptées. Pour cela il faudrait
qu'à l'école on en fît comprendre aux enfants la
nécessité — puis, qu'on complétât leur instruction
par des lectures et des conférences — enfin que les
mesures à prendre, en cas d'épidémie, fussent formulées d'une façon nette et précise et portées à la

connaissance du public soit par voie d'affiches, soit mieux par l'entremise des feuilles de contributions. Il faudrait, en outre, que partout existassent des moyens immédiats et efficaces de désinfection.

Etant donné que partout, à chaque instant, tout être vivant en société est exposé à être contaminé par son semblable soit par contact direct soit par l'intermédiaire d'un objet, d'un aliment, d'un animal quelconque.

Etant donné que, de tous les êtres humains le petit enfant est le plus apte à subir cette contamination, parce qu'il touche et met dans sa bouche sans aucun discernement tout ce qui est à sa portée — et parce que la fragilité de son organisme oppose une résistance insuffisante à la pénétration des germes pathogènes.

Etant donné qu'avant deux ans, l'enfant succombe généralement quand il est pris d'une maladie infectieuse.

Il est d'une utilité évidente de prendre toutes les précautions possibles pour éviter au jeune enfant les contagions.

Mais réagissons de suite contre le sentiment né de cette crainte qui conduit certains parents à élever leurs enfants dans du coton.

C'est-à-dire à les calfeutrer dans des appartements toujours clos, à les isoler complètement du monde extérieur, à ne leur servir que de l'eau bouillie et des aliments surveillés comme s'ils pouvaient contenir du poison.

Une telle manière d'agir, outre qu'elle ne met pas sûrement l'objet de tant de soins à l'abri du germe redouté, a pour premier résultat de créer un être débile et chétif qui ne résistera pas à un rhume de cerveau s'il ne meurt pas uniquement parce qu'il ne peut suffisamment se nourrir.

La solution du problème comporte un ensemble de mesures, les unes destinées précisément à fortifier la défense de l'organisme contre le développement des germes virulents au point où ils se sont implantés dans l'organisme et contre l'envahissement du milieu intérieur — les autres à empêcher, autant que faire se peut, l'approche et l'introduction de ces germes en un point quelconque du corps.

On voit de suite que les mesures de la première catégorie réclament seulement de la part de chaque personne une bonne hygiène générale — tandis que celles de la deuxième catégorie exigent d'une part des précautions matérielles minutieuses, et d'autre part des moyens d'isolement des enfants atteints de maladies contagieuses et des personnes qui les soignent dont l'ensemble constitue l'hygiène sociale.

Bichat définissait la vie : « l'ensemble des fonctions qui résistent à la mort » (1).

Mais il avait en vue la lutte qui, dans chaque organisme, commence à la naissance et se termine à la mort, entre l'action nuisible des corps

---

(1) *Recherches physiologiques de Xavier Bichat, sur la vie et la mort.* Paris, 1805.

extérieurs et la réaction de la part du corps vivant. Pour lui « la mesure de la vie est la différence qui existe entre l'effort des puissances extérieures et celui de la résistance intérieure ».

Nous ne discuterons pas ici le fond de cette doctrine qui s'inspire de l'opposition des forces vitales aux forces physiques et qui assimile l'existence humaine à une lumière qu'il faut garantir contre les souffles divers de l'extérieur. Mais l'expression de Bichat est heureuse si on veut l'entendre dans le sens que nous attachons actuellement aux causes des maladies et à la résistance de l'organisme.

Nous n'admettons plus qu'il y ait une différence essentielle entre les phénomènes vitaux et les phénomènes physiques et chimiques. La nature entière obéit aux mêmes lois.

Nous ne les connaissons pas toutes ; mais de même que les phénomènes électriques ne constituent qu'un mode de mouvement différent des phénomènes lumineux, de même ces phénomènes électriques servent de transition entre les lumineux et les vitaux.

Bientôt évidemment tous seront compris dans les mêmes études et la pathologie elle-même apparaîtra comme une branche de la physiologie. Comme le dit Claude Bernard : *Introduction à l'étude de la Médecine expérimentale*, 1865, « la science des phénomènes de la vie ne peut avoir d'autres bases que la science des phénomènes des corps bruts et il n'y a sous ce rapport aucune différence entre les principes des sciences biologiques et ceux des sciences physico-chimiques. »

En effet, le but que se propose la méthode expérimentale est le même partout : il consiste à rattacher par l'expérience les phénomènes naturels à leurs conditions d'existence ou à leurs causes prochaines.

En biologie, ces causes étant connues, le physiologiste pourra diriger la manifestation des phénomènes de la vie comme le physicien et le chimiste dirigent les phénomènes naturels dont ils ont découvert les lois.

Les corps vivants ne paraissent pas susceptibles au premier abord d'être influencés par les conditions physico-chimiques environnantes; mais ce n'est là qu'une illusion qui tient à ce que l'animal possède et maintient en lui les conditions de chaleur et d'humidité nécessaires aux manifestations des phénomènes vitaux.

Notons d'abord que cette sorte d'indépendance de l'être vivant n'apparaît que dans les organismes complexes et élevés.

Dans les êtres inférieurs réduits à un organisme élémentaire, tels que les infusoires, il n'y a pas d'indépendance réelle, de même chez les végétaux et chez les animaux à sang froid.

C'est seulement chez les animaux à sang chaud qu'il paraît y avoir indépendance entre les conditions de l'organisme et celle du milieu ambiant ; chez ces animaux, en effet, la manifestation des phénomènes vitaux ne subit plus les alternatives et les variations qu'éprouvent les conditions cosmiques et il semble qu'une force intérieure vienne lutter contre ces influences et maintenir malgré elles l'équilibre des fonctions vitales.

Mais, au fond il n'en est rien et cela tient simplement à ce que, par suite d'un mécanisme protecteur plus complet, le milieu intérieur de l'animal à sang chaud se met plus difficilement en équilibre avec le milieu cosmique extérieur.

« *Les influences extérieures n'amènent conséquemment des modifications et des perturbations dans l'intensité des fonctions de l'organisme qu'autant que le système protecteur du milieu organique devient insuffisant dans des conditions données.* »

Cette phrase de Claude Bernard contient en quelques mots tout l'exposé de l'hygiène générale et le mécanisme intime de la maladie.

Combien on devrait la méditer et l'avoir toujours présente à l'esprit, pour éviter les graves erreurs de doctrine que suscite la découverte de quelque nouveau microbe !

Toute personne qui, parce qu'elle sait regarder dans un microscope, se croit un savant, et parce qu'elle a trouvé dans une parcelle de tissu des petits corps vivants, se croit un nouveau Pasteur, attribue, sans hésiter, à ces petits corps vivants l'unique cause de la maladie.

C'est là une erreur de raisonnement aussi grossière que celle des bonnes gens de campagne qui tirent un pronostic sur la gravité d'une maladie d'après l'état de santé des poux qui habitent le malade. Si ces parasites habituels sont bien vivants, s'agitent, pullulent, grossissent à vue d'œil, c'est que le malade a de la force et qu'il s'en tirera. Si les poux sont sans défense, somnolents, et surtout s'ils meurent et tombent d'eux-mêmes, le malade est autant dire perdu.

Ceci est compréhensible de la part des gens de campagne habitués de tous temps à ne raisonner que sur peu de choses, l'éducation religieuse leur interdisant sur toutes les autres de se demander le pourquoi et le comment sous peine de punitions immédiates et de damnation éternelle, tant il est vrai que la religion sous toutes ses formes est un obstacle à la science dont elle est l'ennemie jurée.

Il est au contraire surprenant que des humains dressés, depuis qu'ils ont abordé les études supérieures, à ne rien admettre qu'ils ne croient vrai et à chercher la vérité au milieu des phénomènes qui la masquent, prennent aussi aisément la première apparence pour une réalité.

Cette constatation prouve uniquement que l'empreinte de l'hérédité renouvelée par l'éducation première est si profonde que les efforts faits ultérieurement ne permettent pas de se libérer complètement des tendances acquises.

Nous avons connu un médecin distingué, d'une intelligence et d'une culture intellectuelle supérieures à la moyenne, qui croyait aux revenants et aux feux follets, comme représentant les âmes des morts. Il était, il est vrai, breton et bon chrétien.

De même nos savants de laboratoire profondément ignorants de la saine et bonne clinique, sont bons chrétiens ou ont été élevés par des parents qui l'étaient, de telle sorte qu'il leur a semblé que, la création du monde étant due à un être puissant, la mort d'un homme peut-être occasionnée par une collection de petits êtres s'unissant dans leur œuvre destructive.

Cette doctrine néfaste a failli envahir la médecine, fausser l'esprit d'une génération et retarder de plusieurs dizaines d'années les progrès de la médecine, ayant pour elle l'usage qu'on faisait du grand nom de PASTEUR, et le repos de l'esprit qu'elle procurait aux praticiens.

Plus besoin n'était d'examiner longuement un malade, on prélevait un échantillon de ses excreta, comme on le fait pour un vin ou un lait douteux, on l'envoyait au laboratoire et on n'avait plus qu'à attendre la réponse en lisant les œuvres complètes de M. Dieulafoy, ou en exposant au malade, pour le faire patienter, que les microbes sont en train de lui donner l'assaut, mais qu'autour des remparts se pressent les bons, les fidèles défenseurs Messieurs les leucocytes et qu'il y a tout espoir qu'ils repousseront l'assaut surtout si le laboratoire trouve que le microbe n'est qu'un pseudo-bacille ou une forme atténuée.

Pour éviter ces errements il faut revenir en arrière et rattacher la chaîne aux bons esprits d'avant la dernière période de trente ans ; il faut réapprendre à observer, expérimenter, douter, et ne conclure que quand l'induction vous y autorise.

Il faut abandonner l'espoir de faire d'un coup d'œil le diagnostic qui demandait un long examen et de détruire comme avec la main la cause réelle d'une maladie.

Comme les joueurs désabusés qui renoncent à tenter de devenir riches en une après-midi et se résignent à gagner sûrement le pain quodidien, il faut tout rechercher, tout regarder, tout bien voir et surtout se défier de cette maudite empreinte qui nous porte toujours à attribuer à des causes surnaturelles ou qui s'écartent des lois naturelles, la production de phénomènes naturels.

« Tous les animaux qui se trouvent dans des conditions fâcheuses sont exposés à la formation des productions parasitaires et des tissus imparfaitement organisés. » (1)

Voilà la vérité sur les microbes et leur part dans les maladies.

La conséquence est que nous devons, avant tout, éviter que nos organismes se trouvent dans des conditions fâcheuses.

---

(1) R.-J. Graves. — Leçons de clinique médicale professées à Dublin, 1863.

Nous avons ainsi éclairci un peu le problème de la préservation contre les maladies contagieuses, problème dont la solution varie d'année en année suivant que prédomine au moment telle ou telle doctrine.

Il fut un temps où la cause de toutes les maladies était attribuée au chaud ou au froid, surtout au froid, et il est resté dans cette notion, entretenue par nombre de vieux praticiens, l'horreur que professent beaucoup d'habitants des campagnes pour le grand air et l'eau froide. Nous avons vu ce qu'il fallait penser avec Claude Bernard, et que le froid et le chaud extérieur ne nous gênaient en rien tant que restait suffisant le système protecteur du milieu organique.

D'autre part nous avons vu ce qu'il fallait craindre de ces terribles microbes : tout, **quand** notre organisme se trouve dans des conditions fâcheuses; rien, dans le cas contraire (1).

Nous voici donc arrivés à nous demander comment éviter ces conditions fâcheuses et comment maintenir en bon état le système protecteur de notre milieu intérieur.

Il va de soi que s'il est originairement affaibli,

---

(1) Pour plus de détails, voir notre brochure de 120 pages parue en 1899 et intitulée : Le froid est-il dans les maladies aiguës une cause pathogène aussi importante que les anciens médecins le croyaient et aussi nulles que certains modernes le pensent. (Boyer éditeur, 49, rue Monsieur-le-Prince).

la garantie contre les attaques venues du dehors sera bien précaire.

Tout le monde connaît de ces enfants dont les années se comptent par les maladies infectieuses qu'ils ont éprouvées.

Coqueluche, diphtérie, rougeole, scarlatine, ces malheureux enfants ont eu tout cela avant d'atteindre leur quinzième année sans compter les bronchites, les rhumes auxquels ils n'échappent pas un seul hiver.

Comme disent les bonnes gens « ces enfants-là attrapent tous les mauvais airs qui courent ».

Ce sont quelquefois des enfants nés débiles parce que leurs ascendants étaient tuberculeux, alcooliques, ou trop vieux, ou atteints au moment de la conception d'une maladie aiguë ou surmenés de fatigue ou de misère, Il est cependant possible de remonter un peu la force de résistance de ces petits malheureux.

L'élevage au sein s'impose et doit être prolongé tardivement. Il faut veiller, plus que dans tout autre cas, à donner exactement la ration alimentaire qui peut être aisément digérée, et cela est difficile parce que ces enfants-là demandent beaucoup, parce qu'ils sont affamés ou ne prennent pas assez parce qu'ils n'en ont pas la force.

Quelques-uns d'entre eux sont sauvés par le dévouement d'une mère ou d'une nourrice intelligente suivant exactement les conseils du médecin ; mais le plus grand nombre succombe à la suite de quelque infection aiguë principalement de la tuberculose.

Comment en serait-il autrement, puisque les circonstances qui ont créé leur hérédité mauvaise (misère, alcoolisme, tuberculose), influencent défavorablement leurs premières années, de toutes façons.

Ils vivent dans un logement insalubre, sont nourris au sein par une mère malade ou ignorante ou malpropre, ou bien, le plus souvent, au biberon sans aucune précaution ni aucun réglage, enfin sont exposés à contracter la maladie même de leurs ascendants.

Ce serait une belle entreprise, profitable à la société de sauver ces existences.

Elles peuvent l'être, car ces constitutions débiles ne sont pas condamnées à faire des infirmes, elles sont susceptibles d'être puissamment modifiées par une rigoureuse hygiène, et des cerveaux sains et actifs peuvent se développer dans ces corps nés misérables.

Pour cela il faudrait une loi qui donnât le droit à la société de se substituer aux parents, même quand ceux-ci ne martyrisent pas leurs enfants, mais dès qu'ils ne sont pas capables de les élever convenablement.

Il faudrait que cette assistance ne pesât pas sur l'assisté durant toute son existence, et ne créât pas une tare dont il aura toujours à souffrir.

Il faudrait que cette action de la société ne fût considérée ni par elle, ni par l'enfant, comme une gracieuseté, comme un secours ou une aumône ; mais comme un droit de l'enfant et un devoir du public, dans l'intérêt commun.

C'est assez dire qu'une telle mesure est loin d'être proposée et encore plus loin d'être adoptée.

Plus aisée est la tâche de prémunir contre les contagions des enfants nés sains et naturellement résistants.

Nous avons longuement exposé combien cette résistance pouvait être affaiblie par les fautes d'alimentation des nouveau-nés et combien ces fautes étaient fréquentes.

Disons-le franchement, elles sont la règle. C'est ce qui explique le grand nombre de cas de maladies épidémiques et contagieuses qui frappent les enfants.

Les bouffis, les dilatés, les enfants qui souffrent constamment d'indigestions, qui ont des vomissements, de la diarrhée, sont légion, à la campagne comme à la ville.

Ils sont la proie de toutes les maladies contagieuses depuis leur naissance : du muguet qui couvre les gencives, la langue et la face interne des joues, aigrit le lait et le rend inassimilable, des aphtes qui excorient et gonflent la langue et la gorge et arrive à rendre la déglution impossible, de la diphtérie, de la rougeole, de la scarlatine, de la variole, de la tuberculose, des oreillons pour ne citer que les plus fréquentes.

Quand l'enfant ne succombe pas à l'une de ces atteintes, il en reste lésé dans quelques-uns de ses organes.

La rougeole lui laisse de la bronchite, de l'inflammation des ganglions voisins des bronches et de la facilité à prendre la tuberculose.

La scarlatine laisse de la néphrite qui, le plus souvent, méconnue pendant longtemps, ne guérira plus jamais.

La coqueluche laisse de l'emphysème des poumons, c'est-à-dire la tendance à l'essoufflement, une toux fatiguante et encore une porte ouverte à la tuberculose.

Les oreillons laissent parfois de l'orchite. En dehors de ces traces irrémédiables et permanentes de leur passage, les diverses infections donnent immédiatement à l'enfant qu'elles atteignent une susceptibilité plus grande vis-à-vis des autres infections ; en même temps que sa nutrition, son accroissement normal se trouve retardé et troublé.

Après une période fébrile pendant laquelle l'enfant a fondu, il se passe des semaines avant que l'appétit revienne, que les digestions se fassent bien, que le sommeil soit bon.

Puis les organes reprennent peu à peu leur activité, mais pas tous en même temps ni au même degré.

Souvent persiste une insuffisance de fonctionnement du foie qui entraîne une mauvaise élaboration des aliments dans l'intestin et une constipation opiniâtre, souvent l'estomac secrète peu, et cependant les parents s'obstinent à nourrir le petit convalescent le plus possible pour qu'il regagne vite le poids qu'il a perdu.

C'est le moment où l'on use largement de toutes les préparations médicamenteuses dites fortifiantes. Comme si on possédait le moyen de mettre la vie en bouteilles pour la faire ingurgiter à ceux qui en ont besoin !

Ces médicaments, généralement à base de vins, ne peuvent qu'exciter le fonctionnement de certains organes et, par suite, les mettre en désaccord avec l'ensemble de l'organisme et troubler un peu plus les actes intimes de la nutrition.

Les moyens à employer pour activer la reprise normale de toutes les fonctions, consistent, comme nous l'avons vu, en vie au grand air, bains excitants, frictions sur la peau, exercices musculaires soigneusement gradués.

C'est ainsi qu'on abrège la convalescence des maladies infectieuses, c'est ainsi qu'on favorise le retour du système nerveux à cet état de tonus qui constitue la véritable résistance aux infections, c'est ainsi qu'on les prévient.

Il est aisé de voir quelles modifications profondes dans nos mœurs et nos usages entraîne l'application d'un tel programme.

Pour vivre au grand air, il faudrait abandonner les grandes villes et particulièrement les quartiers surpeuplés, les maisons à six étages, les logements exigus, mal aérés, pas ensoleillés, mais aussi il faudrait abandonner le café habituel où on fait sa partie, les voisins et les amis qu'on reçoit et qui vous reçoivent, s'éloigner du bureau, du magasin ou de l'atelier, passer, seul en famille, les heures de liberté, en un mot il faudrait transformer les goûts et l'existence des parents.

Il faudrait, d'autre part, exiger des propriétaires, des architectes, des entrepreneurs qu'ils construisissent là où ils ont de l'espace des maisons où le soleil pénètre largement, faciles à tenir propres, et où la commodité l'emporte sur le désir de paraître.

Pour tirer de l'usage de l'eau tous les bénéfices qu'il peut procurer, il faudrait avoir une salle de bains dans chaque maison ou tout au moins dans la moindre agglomération un établissement toujours ouvert et peu coûteux.

Citons avec grand plaisir l'initiative prise à cet égard par plusieurs villes de province et notamment par Bordeaux où fonctionnent quatre établissements de bains douches à bon marché (0,15 centimes savon compris).

Cette œuvre d'un caractère absolument philanthropique, créée par M. Charles Cazalet, est la première de ce genre créée en France. Ses résultats ont dépassé ses espérances. Fondée en avril 1892 elle a donné jusqu'ici plus de 450,000 bains douches.

Grâce aux facilités accordées par les autorités académiques, les bains douches ont pu être étendus aux enfants des écoles publiques et privées. Ainsi depuis le mois de septembre 1893, plus de 100,000 bains douches scolaires à 0,10 centimes ont pu être donnés.

Notons l'action parallèle dans cette même ville

de Bordeaux de la société des habitations à bon
marché, fonctionnant d'après la loi du 30 no-
vembre 1894 et ayant fait bâtir actuellement 92
maisons.

Quand on rapproche ces fondations de celles
d'une maison du marin et de plusieurs débits
de tempérance, on voit le généreux effort qu'ont
fait, dans la ville de Bordeaux, les habitants
instruits et aisés pour améliorer l'existence de
leurs concitoyens moins fortunés.

C'est un exemple pratique à généraliser ; mais
pour influer réellement sur le bien-être et la
mortalité de la nation, pour amener une diminution de la fréquence et de la gravité des maladies contagieuses, surtout chez les enfants,
c'est dans les moindres bourgades que doit
s'opérer une transformation complète des errements actuels dans la manière de se loger, de
manger, de se soigner, de vivre.

Pour entretenir la résistance de l'organisme,
il ne suffit pas d'être bien chez soi, il faut
encore procurer à ses muscles une activité jour-
nalière.

Pour le jeune enfant il n'y a qu'une manière
d'exercer ses muscles, c'est de jouer seul par
terre dans une pièce sans meubles, se traîner
sur le ventre, puis couché sur le dos s'exercer à
empoigner les pieds avec les mains et à les
amener jusqu'à la bouche, rire des chatouille-
ments qu'il se fait lui-même et finalement s'endormir dans la position où le sommeil l'a pris.

Pour que ces utiles exercices soient possibles

il faut que les usages, l'ameublement et les vêtements ne s'y opposent pas.

C'est une révolution de plus à faire.

La plupart des mères vivent encore dans la terreur du froid, considéré depuis des siècles comme la source de tous les maux particulièrement pour les enfants. Il est évident que le frêle organisme d'un nourrisson n'offre pas une résistance à toute épreuve vis-à-vis des basses températures.

Mais cette résistance peut être augmentée rapidement par une accoutumance progressive.

Habituez un enfant dès sa naissance à n'avoir jamais la tête couverte, aux affusions fraîches d'abord, puis absolument froides, à être vêtu très légèrement dans le jour et pas trop chaudement la nuit et vous constaterez que cet enfant ne s'enrhumera jamais ; tandis qu'un autre soigneusement garanti contre la moindre différence de température, couvert de vêtements de laine le jour et d'un édredon en plus la nuit, éternuéra sans raison plausible et passera ses hivers à tousser.

De plus, le premier de ces enfants aura le teint animé, l'œil vif, la chair ferme, l'aspect vigoureux, tandis que le second sera pâle, triste, affaissé, mollasse et faible.

On raconte qu'un usage ancien en Russie était de tremper dans l'eau glacée l'enfant qui venait au monde pour opérer de suite une sélection entre ceux qui naissaient résistants et ceux qui n'étaient pas aptes à vivre.

Il est possible que parmi des hommes au cerveau inculte un tel usage ait existé ; il est certain qu'il est parfaitement absurde.

Autre chose est d'accoutumer un organisme vivant à acquérir peu à peu une résistance plus grande envers les conditions extérieures. Autre chose est de le soumettre brusquement à des conditions tellement défavorables au fonctionnement de ses organes qu'il est fatalement condamné à y succomber à moins qu'elles soient de très courte durée — ou qu'une divinité le préserve, comme le pensaient les hommes primitifs ignorants et religieux, par conséquent stupides.

Contrairement à la croyance généralement répandue, la résistance au froid s'acquiert plus aisément pour le jeune enfant que la résistance à la chaleur.

Ce n'est pas pendant l'hiver, c'est en été que meurent le plus de nourrissons.

C'est la chaleur qui entraîne les troubles intestinaux depuis la simple indigestion sans phénomènes généraux jusqu'au choléra infantile toxique. C'est en été que se développent la grande majorité des épidémies.

Cependant il y a une accoutumance qui se peut faire à la chaleur jusqu'à un certain degré, mais plus lente, plus limitée que l'accoutumance au froid.

Il serait moins dangereux de transporter un jeune enfant de France en Sibérie que de

France en Afrique — et il vaut mieux ne pas le vêtir assez que de le vêtir de trop.

De même que l'organisme peut gagner par accoutumance, une résistance plus grande au froid et au chaud — de même il acquiert vis-à-vis d'une maladie infectieuse déterminée une résistance spéciale par le fait d'avoir pu subir, sans y succomber, une première atteinte de cette maladie.

Cette résistance, quand elle est absolue, s'appelle immunité, c'est-à-dire confère à celui qui la possède la possibilité de n'être jamais atteint une seconde fois d'une infection supportée victorieusement.

Dans quelques cas les parents peuvent transmettre cette immunité à leurs enfants.

Le plus souvent l'immunité ne vaut que pour la personne même qui a eu une première atteinte.

Il en est ainsi pour certaines des infections qui frappent la première enfance telles que la scarlatine, la rougeole, la variole.

Pour cette dernière maladie, la science a fait un pas de plus.

Elle a trouvé une maladie le « cow-pox » sorte de variole atténuée, maladie bénigne sans fièvre, ne donnant lieu à aucune éruption généralisée et laissant le malade inoffensif pour son entourage — et cependant cette maladie locale confère à celui qui en a été atteint l'immunité vis-à-vis de la variole, maladie aiguë fébrile, générale et grave. Cette immunité dure un temps variable qui est au moins de quatre ans, au plus de dix.

Mais il est si aisé de reprendre une nouvelle immunité par une nouvelle inoculation de cow-pox, que le problème est résolu, tout comme si la première inoculation entraînait une immunité définitive.

Cet admirable moyen de préservation contre une des plus horribles maladies suscita, quand Jenner l'eut fait connaître, un enthousiasme universel qui fit taire d'abord toutes les critiques.

Mais les cas d'insuccès dus à la méconnaissance de la nécessité des revaccinations, les cas de transmission d'autres maladies contagieuses telles que la syphilis dus à la pratique, abandonnée depuis lors, de vacciner de bras à bras, suscitèrent des oppositions dans le monde savant.

Le public profita de ces notes discordantes pour avoir un prétexte d'échapper à une opération causant une petite douleur et un grand ennui et rompant avec la routine habituelle.

C'est ce qui explique qu'à notre époque encore Paris enregistre de nombreux cas de décès de variole et ait subi une véritable épidémie de cette maladie l'an dernier — alors que nous connaissons le moyen de l'éviter à coup sûr — qu'à Londres ait éclaté l'an dernier une épidémie terrible qui n'est pas encore éteinte.

« En somme, l'arme que nous nous sommes forgée contre la variole approche de la perfection, si elle ne l'atteint pas. Mais une arme quelle qu'elle soit, ne vaut que par la façon dont elle est utilisée ou maniée. » (1)

En Allemagne, pays de militarisme ou d'autocratie, la vaccination est obligatoire : la variole n'existe pour ainsi dire pas, cependant que pour un mort de variole dans les villes allemandes, il y en avait en 1895 3 en Suisse, 19 en Angleterre, 25 en Belgique, 81 en Hollande et 201 en France.

« Ainsi c'est la France qui fait le moins d'enfants et c'est elle qui les laisse périr avec le plus de désinvolture. » (Duclaux.)

Et cependant l'administration fait ce qu'elle peut pour mettre à contribution la bonne volonté non rétribué des médecins.

Elle les convie à vacciner gratuitement à la mairie et à l'école des enfants dont plusieurs sont fils de rentiers et ne leur octroie comme récompense... que la perspective d'une mention honorable, puis d'une médaille et enfin d'une croix possible, savante gradation renouvelée des palmarès d'écoles.

Nous n'admettons pas l'obligation légale à subir la vaccination, Le principe de l'*habeas corpus* domine à notre avis tous les autres et mieux vaut périr, fut-ce de la variole, que d'être une nation d'esclaves.

---

(1) Emile Duclaux. — *L'hygiène sociale*, Paris 1902. Félix Alcan.

Mais le Français est assez intelligent pour comprendre, il faut seulement lui expliquer. Nous entendons journellement dans la banlieue même de Paris demander si la vaccination garantit du croup comme de la rougeole ou de la scarlatine avec la rougeole !

Il faudrait qu'en sortant de l'école tous les enfants sussent mieux ce qu'est la vaccination, ce qu'elle confère, ses avantages et mieux sa nécessité, qu'ils ne savent leur catéchisme pour la première communion, dont l'inutilité n'est plus à démontrer, pas plus d'ailleurs que son caractère nuisible pour le cerveau de l'enfant en particulier et l'humanité en général. En effet, on introduit dans le cerveau de l'enfant des notions fausses et viciées dont il aura beaucoup de peine à s'affranchir totalement plus tard, si tant est qu'il s'en affranchisse jamais. On lui apprend à agir sans réfléchir, sans discerner par lui-même du bien ou du mal d'une action quelconque, qu'on lui a enseignée être bonne ou mauvaise, selon qu'elle est en concordance ou en désaccord avec le concept religieux. On l'empêche de rechercher la cause vraie des phénomènes qui frappent son imagination en leur donnant une cause surnaturelle qui masque leur origine réelle. On détruit en lui cet amour inné de la science que tout homme porte latent dans son cœur et on le met dans l'impossibilité d'être le *Felix qui potuit rerum cognoscere causas*.

Dès lors, ils ne rechigneront plus à se faire revacciner et quand ils auront des enfants, leur premier soin sera de les faire vacciner.

C'est à la naissance même que l'enfant doit être vacciné pour la première fois — dans ses huit premiers jours, — les seules contre-indications sont l'état débile, l'ophtalmie purulente ou l'existence sur les membres de petits boutons causés par un trouble digestif et qui multiplient sans qu'on s'y attende le nombre des inoculations vaccinales.

Moins heureux que pour la variole, nous ne possédons pas, pour les autres maladies contagieuses le moyen rapide et sûr de nous mettre à l'abri. Il faut donc agir autrement.

Puisque nous ne pouvons nous protéger et protéger surtout nos enfants contre l'éclosion de la maladie, si les germes contagieux les touchent, il nous faut arrêter ces germes contagieux là où ils se produisent, et cela est d'autant plus aisé que la plupart de ces maladies forcent les malades de s'aliter, par conséquent de s'isoler ; que d'autre part, il s'agit d'enfants, c'est-à-dire de personnes auxquelles les parents se reconnaissent le droit d'imposer leur volonté.

Actuellement, les choses se passent de la façon suivante, en général, c'est-à-dire dans les 99 centièmes des communes de France — les exceptions concernant seulement quelques grands centres.

On appelle le médecin pour un enfant malade.

Il s'agit d'un cas de rougeole, à la période d'état, avec fièvre intense, accident nerveux ou bronchopneumonie.

Le praticien s'étonne qu'on ne l'ait pas fait venir plus tôt.

« On *voyait bien que ce n'était que la petite rougeole,* répondent les parents, pour cela on n'a pas besoin de médecin, ça guérit tout seul. C'est seulement parce que l'enfant délire ou qu'il ne cesse de tousser, qu'on est inquiet. »

Voilà la règle adoptée dans toutes les familles mêmes aisées et instruites, les maladies éruptives se traitent sans médecin, sauf complications ou ce qui paraît en être une aux yeux des parents.

Conséquences d'une telle conduite :

La grande majorité des cas de maladies contagieuses sont ignorés des médecins, ou ne sont connus qu'une semaine ou deux après leur apparition.

Les enfants atteints de ces maladies contagieuses continuent à aller à l'école, à jouer avec les autres tant qu'ils ne sont pas terrassés par la maladie et forcés de rester au lit.

La possibilité de sortir, rare dans la rougeole et la scarlatine est au contraire fréquente dans la coqueluche, la diphtérie au début et les oreillons.

Alités, les malades restent en contact fréquent avec leurs frères et sœurs qui couchent même parfois dans le même lit — les parents n'attachant à cela aucune importance — soit que les autres enfants aient eu antérieurement la maladie ; soit que les parents croient qu'ils l'ont eue. (Il est fréquent qu'une simple urticaire soit prise pour une fièvre éruptive dénommée rougeole ou scarlatine et considérée comme conférant l'immunité pour les deux); soit, surtout que, condamnés fatalement à l'attraper, autant vaut qu'ils y passent tout de suite.

Cette acceptation résignée d'une fatalité contre laquelle on ne peut lutter est l'obstacle le plus sérieux à l'application de toute mesure de précautions.

Elle a pour elle l'avantage très appréciable de décharger de tout souci, de toute responsabilité et de tous soins ceux qui devraient lutter contre la propagation : parents, administrateurs et médecins.

Que les parents ne sachent pas les dangers des infections ; qu'ils ne puissent pas isoler les enfants sains du malade ; qu'ils ne veuillent pas s'imposer ce surcroît de fatigue ou de dépenses : cela est excusable et compréhensible.

Que le maître d'école soit ignorant, qu'il fasse la sourde oreille à des conseils qui, s'ils étaient suivis, pourraient, à la fin de l'année, le priver de quelques succès aux examens : c'est son métier.

Que les maires répugnent à édicter des mesures qui diminueraient leur popularité et pourrait être prétexte à une campagne contre eux : c'est parfaitement admissible.

Mais que des médecins admettent et propagent de telles erreurs, de telles absurdités, se fassent les complices de l'ignorance populaire, de la tendance si naturelle à ne rien faire et

pposent par là même à ceux qui voudraient
aire quelque chose cette difficulté que les gens
puissent répondre « votre confrère un tel n'est
as de cet avis. Lequel de vous deux faut-il
roire » ?

Voilà qui est effrayant, voilà qui est malheu-
eusement vrai.

M. Emile Duclaux, dans son beau livre, traite
comme ils le méritent préfets et comités officiels
y compris le parlement, du haut de la certitude
sereine que lui donnent une vie consacrée uniquement à la recherche de la vérité et le souci
exclusif de vouloir l'appliquer au bien de tous.

Il voit le mal que font les hommes dits poli-
tiques, et surtout le vice d'une organisation qui
remet entre leurs mains le soin de veiller à des
intérêts contraires aux leurs.

Il déplore que, parmi les seuls hommes capables de porter dans les masses la parole de
vérité et d'en susciter l'application, il y en a qui
manquent à leur devoir au point de conseiller
l'erreur, soit qu'ils la partagent, soit qu'ils trouvent politique de flatter le sentiment populaire.

Telle est actuellement la marche d'une épidé-
démie dans n'importe quelle agglomération de
France (sauf toujours trois ou quatre grandes
villes), telles sont les raisons de sa propagation d'enfant à enfant, d'une famille à tout le
village, d'un village à toute une région.

Telles sont les causes d'une part importante de
la mortalité infantile.

Quelles mesures immédiatement réalisables

peut-on prendre contre ce fâcheux état de choses?

Jusqu'ici la société menacée n'a trouvé qu'un moyen de se défendre.

Ce moyen c'est le carnet distribué à tout médecin lequel doit y inscrire le nom de la personne atteinte de telle maladie contagieuse, l'adresser au maire ou au sous-préfet et attendre — il recevra rapidement une réponse lui demandant : que faire?

En cas de variole, vacciner et revacciner ceux qui ne l'ont pas été. — C'est très bien. Pour toute autre maladie, désinfecter le logement du malade quand il sera guéri avec de l'acide sulfureux, du formol ou du sublimé.

Mais comment s'y prendre, s'exclame le maire, nous n'avons rien, nous ne savons rien. « Ecoutez, docteur, nous vous ouvrons un crédit de quarante à cinquante sous, nous mettons le garde champêtre à votre disposition pendant une demi-journée; faites ce qu'il y a à faire (1).»

Cependant les personnes qui soigent le malade continuent à vaquer à leurs occupations, sans changer d'effets, sans même se laver les mains, de sorte que quand le garde champêtre transformé

---

(1) Pour bien montrer qu'il n'y a dans ce que nous avançons-là aucune exagération nous pouvons citer le cas d'un maire sénateur qui à la demande de crachoirs pour les écoles, faite par un de mes amis médecin, le priait d'aller les acheter lui-même, ne sachant pas ce qu'il voulait exactement.

en équipe de désinfecteurs va procéder au nettoyage d'un logement, c'est dans cinq ou six que
cette opération est devenue nécessaire. — Donc
la déclaration obligatoire pour les médecins ne
sert à rien : parce qu'elle s'adresse à des pou-
voirs publics impuissants, soucieux qu'ils sont a-
vant tout de ménager leur popularité; parce que
le corollaire évident de cette loi de déclaration
devait être une déclaration de désinfection complète et rapide et qu'elle manque totalement
dans la presque totalité des communes même
voisines des grandes villes ; parce que le public
non informé des dangers de ces maladies qu'il re-
garde comme inoffensives voit d'un mauvais œil
les quelques mesures qu'on prend contre elles
et qui troublent sa tranquillité.

La première chose à faire est de renseigner
ce public, de lui faire connaître la vérité. Pour
cela il y a trois moyens :

L'école avant tout : que tout enfant qui sort
de l'école ne puisse ignorer combien la rougeole, la scarlatine, la variole, la diphtérie tuent
de personnes chaque année; qu'en des tableaux
clairs, avec des couleurs variées qui attirent et
fixent son attention, il se rende compte de la
marche des épidémies, dans les différents pays,
en Europe, en France, dans sa région; qu'il y
trouve bien marqués les résultats obtenus dans
les pays où on a pris des mesures sérieuses de
protection. Voilà un premier et solide jalon de
posé.

Le second doit être confié aux conférenciers

populaires, œuvre excellente, si elle est bien entendue.

Nul besoin que le conférencier soit un savant, ou un orateur, ou seulement un homme très instruit.

Il doit seulement être habitué à parler en public et mieux à un public déterminé. Tel conférencier pour les campagnes, tel autre pour les villes.

Il doit en outre être accompagné toujours d'un appareil à projections lumineuses manié sans un ratage, sans même une hésitation, sinon sa conférence se passera dans un éclat de rire de l'auditoire.

Quant au sujet de la conférence elle-même, il lui sera fourni tout fait (ou tout au moins, en état tel qu'il n'aura qu'à le mettre au point, à l'adapter à son milieu) par des gens érudits ou compétents : statisticiens, chimistes, médecins, hygiénistes, etc...

Si ces conférences sont faites d'une façon attrayante, si le conférencier a une voix nette et une diction agréable, si les projections sont bien choisies et fonctionnent bien, l'auditoire sera vite empaumé, il sortira l'imagination pleine de ce qu'il vient d'entendre.

Cela renouvellera ses souvenirs d'école, les complétant et élargissant ses notions.

En se mettant au lit, le père de famille se jurera de faire quelque chose pour lutter comme on vient de lui dire. Ne nous faisons pas d'illusions : si son enfant tombe malade, il ne bougera pas. Mais si c'est celui du voisin, il l'excitera à prendre les mesures conseillées, et c'est déjà quelque chose.

Un troisième moyen de faire pénétrer dans le public la notion précise des mesures à prendre contre la propagation des maladies contagieuses est de les imprimer sur les parties blanches des papiers administratifs distribués individuellement.

Déjà l'administration a eu l'heureuse idée d'imprimer derrière les avertissements qu'elle nous envoie d'avoir à payer les impositions pour les chiens, les mesures à prendre contre la rage.

Il s'agit de généraliser cette mesure en l'étendant à toutes les maladies contagieuses.

Mais, pour qu'elles remplissent leur but, de telles notices doivent être très courtes, très précises, et rédigées en une langue que tout le monde comprenne, c'est-à-dire pas en style administratif.

Malheureusement, les comités d'hygiène et même l'Académie de médecine ne sauraient actuellement fournir à l'administration un texte sur lequel se soit fait l'accord, ou bien entremêleraient les conseils simples et précis de généralités qui brouilleraient toutes les idées.

Que l'administration s'adresse à une seule personne nettement compétente et pas du tout officielle, l'officialisme en toutes choses voilà l'ennemi, qu'elle charge cette personne de rédiger seule un texte qu'elle soumettra ensuite, si elle le veut, à l'approbation de l'Académie de

Médecine, pour avoir une estampille officielle et qu'elle l'imprime sur les avertissements ou autres papiers dont elle bombarde les citoyens, en choisissant d'autres caractères ou une autre couleur que pour la partie administrative. Cela sera très bien.

Que d'autre part, les journaux et les revues, les livres ne manquent pas une occasion de se renseigner et de renseigner le public sur l'origine d'une épidémie.

Les parents apprendront ainsi combien il est dangereux de confier leurs petits enfants à des nourrices ou à des bonnes qui les mèneront dans d'autres maisons ou en contact avec d'autres enfants par lesquels ils peuvent être contaminés.

Ils sauront combien est dangereux en même temps que malpropre l'habitude de laisser embrasser les petits enfants à bouche que veux-tu par le premier venu.

Ils se rendront compte des inconvénients de l'assemblement des petits enfants dans un même local : crèches, salles d'asiles.

Cela est parfois nécessaire dans les centres ouvriers, mais alors doit être surveillé de près par un médecin et nettoyé constamment.

Quand cela est possible, il est bien préférable de garder ses enfants chez soi et encore une fois, paraît l'avantage de la vie extra-urbaine.

Enfin, les parents apprendront à veiller à ce que les enfants ne mettent pas dans la bouche tous les objets, de provenance la plus diverse, qui se trouvent à leur portée et ne leur apporteront du dehors que des objets dont ils soient sûrs qu'ils puissent aisément nettoyer.

Enfin, coordonner toutes ces notions, engager à les compléter par telle ou telle lecture courte et claire, encourager les gens à sortir de leur apathie et à dépenser un peu d'argent et de peine pour épargner de la santé, de la peine et de l'argent en quantité incalculable, faire honte aux récalcitrants en leur montrant l'exemple des mieux disposés, agir sur tous par les moyens les plus différents, tel doit être le rôle du médecin.

A part quelques lamentables exceptions comme celle que nous avons citée plus haut et qui devrait faire montrer au doigt le rustre qui la représente, les médecins en France sont aptes et disposés à accomplir cette tâche, quelque lourde qu'elle soit ; et ils la mèneront à bien à condition que le terrain soit préparé par l'école et les conférences et qu'ils puissent s'appuyer sur une instruction officielle imprimée.

Cette besogne serait moins difficile et plus fructueuse que celle qu'ils font actuellement et qui consiste à inculquer à la fois les premières notions de contagion à des gens qui n'en ont jamais entendu parler, et des dangers des maladies éruptives de l'enfance à des personnes qui les considèrent comme une indisposition sans inconvénient et quasi fatale.

Actuellement, la seule barrière que le médecin puisse chercher à élever contre l'extension des maladies contagieuses de l'enfance serait la fermeture des écoles en cas d'épidémie.

Mais dans la plupart des communes, il n'y a pas de médecins des écoles !

Alors ? alors, quand il est en bons termes avec le maire, le médecin peut lui conseiller la fermeture de l'école ou tout au moins l'exclusion des frères et sœurs d'un enfant malade, jusqu'après la convalescence.

Quand il a de l'autorité sur la famille du petit malade et quand cela est possible, faire séparer nettement le malade des autres enfants jusqu'après la convalescence.

Quand il est seul médecin dans un village ou dans un quartier, ou dans une région, interdire, s'il se sent la force de l'obtenir, toute communication avec la maison ou le village contaminé.

Le public sera frappé de ce que le médecin, en essayant d'arrêter les progrès d'une épidémie, va à l'encontre de ses propres intérêts pécuniaires, qui sont le seul mobile des actions de la généralité des hommes ; il admettra donc, qu'en ce faisant, le médecin n'est guidé que par des sentiments de haute solidarité et en ressentira plus de confiance en ses conseils, plus d'estime pour sa personne.

CHAPITRE XII

Après cette étude de l'enfant juqu'à l'âge de deux ans il serait intéressant de l'étudier dans les autres périodes de l'enfance. — Dans la deuxième période, l'enfant mange seul, mais le souci de manger beaucoup et quelque chose de bon guide toutes ses actions. Cependant son système nerveux se développe et réclame, lui aussi, une hygiène spéciale qu'on entend généralement sous le nom d'éducation. C'est pourquoi nous appellerons cette étude « Education de l'enfant ». — Enfin arrive la puberté. C'est une période critique, si on a tout fait pour cacher à l'enfant le sens vrai et la signification des troubles qu'il éprouve. C'est, au contraire, une simple phase du développement normal de l'organisme si l'enfant a été, tout jeune, habitué à ne pas faire de catégories dans les phénomènes naturels et a appris à les connaître tous. — Ce serait le sujet d'une autre étude qui porterait le titre d' « Education sexuelle ».

Nous avons suivi l'enfant depuis sa naissance — depuis même sa vie intra-utérine en insistant sur les conditions héréditaires qui déterminent sa personnalité — jusqu'à ce qu'il ait achevé sa deuxième année.

Cette époque marque une étape qui, évidemment, ne correspond pas pour chaque enfant à cet âge de deux ans puisque tel débile à trois ans n'a que le développement d'un enfant de quinze mois, mais qui peut s'appliquer à la généralité des enfants normaux ; à cet âge l'enfant normal se nourrit avec des aliments solides, marche, a fait ses premières dents (celles dont l'éruption s'accompagne le plus de symptômes pénibles) et commence à parler.

Il n'y a plus à redouter pour lui la diarrhée verte infectieuse et on peut voir arriver les mois chauds sans terreur ; il n'est plus nécessaire pour la mère d'avoir les yeux fixés sur la pendule pour lui dispenser une nourriture soigneusement graduée et éviter que ce petit gourmand n'avale tout ce que la tension de sa paroi abdominale lui permet de prendre.

Mais en revanche, il devient nécessaire de surveiller sans la moindre distraction ses entrées en relation avec tout ce qui l'entoure : ses tentatives pour tout prendre, tout goûter.

L'enfant qui jusqu'à deux ans partage son existence entre ses repas et son sommeil (avec quelques jeux dans l'intervalle quand il a le ventre plein et qu'il digère bien) commence, à partir de deux ans, à manifester l'existence de ses muscles et de son cerveau.

Il a le besoin de courir, se rouler, aller et venir, d'être sans cesse en mouvement, (au grand désespoir des parents, surtout quand il y a plusieurs jeunes enfants dans la même famille.)

Il a aussi le besoin de tout voir, de tout regarder, de tout connaître et pour reconnaître chaque objet qu'il peut prendre, il s'adresse naturellement à celui de ses sens qui a été jusqu'ici et est encore chez lui prépondérant, au sens du goût.

S'il ne songe plus exclusivement à manger, manger est encore la principale de ses préoccupations.

Il ne lui suffit plus de se remplir l'estomac, il cherche à avaler quelque chose de bon. C'est cette recherche gourmande de quoi que ce soit qui puisse être agréable au goût qui le pousse dans ces investigations constantes et quelquefois si adroites qu'elles déjouent la surveillance la plus active et les précautions les plus minutieuses.

C'est une sorte de chasse où reparait le descendant des hommes primitifs obligés de vaincre par la force, la vitesse et surtout la ruse, les animaux contre lesquels ils étaient en lutte pour la vie ; c'est une chasse qui développe peu à peu toutes les fonctions et tous les organes où l'enfant manifeste à la fois et dans le même instant les qualités d'animal uniquement occupé de satisfaire ses appétits qu'il est encore, et celles d'individu au cerveau différencié susceptible de vivre en société qu'il deviendra de plus en plus.

Etonnant spectacle, intéressant au plus haut point, varié à l'infini et sans cesse renouvelé, microcosme où se retrouvent poussés jusqu'à la cruauté les instincts de l'animal luttant pour l'existence et, d'autre part, déjà actives, les facultés d'observer, de comparer et de juger.

Canaliser les premiers, guider et développer les seconds, tel est le rôle des parents ou des éducateurs de l'enfant.

Ils doivent, pour bien le remplir, ne pas s'attribuer un pouvoir qu'ils n'ont pas, celui d'empêcher l'enfant de sentir un besoin naturel, la faim, dont la gourmandise n'est qu'une sensation dérivée.

Ils doivent oublier totalement les distinctions scolastiques et religieuses, par conséquent ineptes et non conformes à la vérité, entre l'âme et le corps, les fonctions nobles et celles qui le sont moins, la vie présente en ce bas monde avilie par le péché et la vie future comportant les châtiments ou récompenses éternelles.

Ils doivent n'avoir ni parti pris, ni idée préconçue, ni système arrêté d'avance, mais savoir observer et attendre.

L'enfant non dénaturé possède, avant tout, le sentiment du juste ; faites sans cesse appel à ce sentiment, vous le développerez et vous habituerez l'enfant à se demander si tel acte est juste, tel autre ne l'est pas.

Vous serez peut-être obligé de réformer ou de cacher beaucoup de vos actions mêmes qui ne résisteraient pas à la critique de l'enfant. Il n'est pas rare ni surprenant que l'éducateur sente ses imperfections au contact de celui qu'il a charge de diriger. *Si quid turpe paras ne tu pueri contempseris annos.*

Cette manière de comprendre et d'exercer son rôle, l'éducateur devra la continuer vis-à-vis de l'enfant devenu encore plus grand jusqu'au moment de la puberté qui constitue la troisième étape qu'on puisse distinguer dans le développement du jeune être humain.

Dans la première, l'enfant n'est qu'un boyau qu'on remplit.

Dans la seconde c'est un appareil digestif muni d'un palais très exigeant et qui tient toutes ses facultés en éveil.

Dans la troisième, c'est un être qui commence à éprouver, comme tout être vivant arrivé à un certain degré de développement, le besoin de se reproduire.

C'est là une nécessité aussi évidente que celle de se nourrir, celle-ci assurant la conservation de l'individu ; celle-là, la conservation de l'espèce.

De même que chez l'enfant, le besoin naturel de se nourrir s'agrémente du plaisir de manger quelque chose de bon avec des raffinements qui arrivent à déguiser complètement le besoin naturel.

De même, à la puberté, il est le plus souvent impossible pour le sujet lui-même, comme pour la plupart de ceux qui l'observent de reconnaître la première manifestation du besoin naturel de la reproduction dans les troubles et les changements divers qui s'opèrent dans l'organisme de l'enfant.

L'émotivité, la mélancolie, les troubles de circulation, les modifications de la voix, l'abandon des plaisirs anciens, la recherche de jeux différents, tout cela porté à un bien plus haut degré chez la fille que chez le garçon, et s'accompagnant chez elle de modifications nettes et visibles dans plusieurs organes et d'un changement général de structure du corps, tout cela n'est cependant que la manifestation de ce que les organes génitaux arrivent à maturité. « La puberté, est comme une seconde naissance. » (1)

C'est elle qui marque la terminaison de l'enfance ; à partir de ce moment l'enfant est un homme ou devrait l'être.

Mais pour que cette période de formation se passe sans que les phénomènes physiologiques qui la caractérisent ne deviennent pathologiques il y a bien des précautions nécessaires à prendre.

Ces précautions constituent l'éducation sexuelle et consistent essentiellement d'une part à réagir contre une excessive sensualité en développant le système musculaire dans toutes ses parties ; d'autre part à enlever aux troubles qui assaillent l'enfant ce qu'ils peuvent avoir de mystérieux, en lui en expliquant l'origine, explication aisée si l'enfant a été habitué à observer et à comprendre ce qui se passe autour de lui dans la nature entière.

Il faut, pour remplir la première partie de ce programme, recourir à l'hygiène du corps, aux

---

(1) Beauvais. *Les Sensations intimes.* Paris, 1889. Alcan.

exercices physiques, à certaines formes de sport
qui détournent la jeunesse du problème sexuel
en la rendant moins sensible aux sollicitations
des sens ; mais surtout il est utile d'enlever aux
faits sensuels le mystère dont ils sont généralement entourés et le caractère de péché que la
religion a voulu leur infliger arbitrairement et
faussement.

« Jusqu'au moment actuel, nos nations latines
n'ont pas su s'affranchir des entraves qui, dans
ce domaine comme dans tout ce qui concerne
l'évolution éthnique et sociale, nous ont été imposées par le bigotisme religieux des siècles
écoulés et nous n'avons pas regardé d'un œil
serein les méthodes nouvelles d'éducation plus
conformes à l'esprit moderne de la science posi-
tive ». (1)

Aucun des phénomènes naturels de la reproduction n'aura pour l'adolescent l'attrait morbide de ce qui est voilé avec défense de regarder
si, avant que ses sens se soient éveillés, on les
lui a laissé voir dans leur simplicité en lui
expliquant leur nécessité pour la perpétuité des
espèces, en lui montrant leurs manifestations
dans tous les règnes, principalement dans le
règne végétal, enfin en lui faisant sentir que,
loin de susciter un sentiment de dégoût comme

---

(1) Giulio Obici. Professeur à l'Université de Padoue.
Les erreurs de l'Education sexuelle. *La Revue*. 15 août
1902.

l'enseigne hypocritement et sottement la religion, les phénomènes de la reproduction et les organes qui y sont destinés sont les plus admirables et les plus nobles de toute la nature.

C'est à eux que les fleurs doivent leurs coloris brillants et leurs suaves parfums, les oiseaux leurs riches plumages, c'est au moment de la reproduction que le pelage de tous les animaux est le plus fourni et le plus brillant pour tomber ensuite comme une parure devenue inutile, phénomène depuis longtemps observé et dont récemment le professeur A. Gautier a expliqué le mécanisme intime par les proportions d'iode et d'arsenic qui sont éliminées à ce moment.

Ce sont les besoins de reproduction qui, seuls, rendent l'animal sociable.

Jusqu'à ce qu'ils soient ressentis, le seul instinct est la faim qui pousse l'individu à lutter contre tous les autres pour leur enlever leur proie ou les dévorer eux-mêmes.

Vienne le moment où se manifestent obscurément les premières sensations sexuelles, le mâle commence à être doux vis-à-vis de la femelle, il ne lui arrachera pas sa nourriture, se laissera au contraire dépouiller par elle sans protester, songera moins à manger qu'à la rechercher et déploiera, quels que soient les instincts grossiers et brutaux de sa race, des moyens de séduction par ses caresses, ses attitudes qui sont un des spectacles les plus touchants et les plus charmants qu'on puisse rencontrer,

Quand les enfants ont vu beaucoup de ces

spectacles-là, depuis aussi loin qu'ils peuvent se rappeler ; quand, dans les notions de physiologie qu'on leur enseigne, on n'a pas fait de la gynécologie un chapitre à part qu'on leur fait sauter, mais au contraire quand on le développe et l'explique avec tout ce qu'ils ont vu, ils subissent l'évolution de leurs organes génitaux sans accident, sans troubles bizarres, ils savent d'avance d'où proviennent et où aboutiront les modifications diverses qui se produisent en eux et n'en sont ni plus surpris ni plus émotionnés que le jeune homme qui se voit pousser de la barbe. Enfin, quand ils éprouveront le besoin de satisfaire leurs sens, ils le trouveront dans l'accomplissement de l'acte naturel et ne rechercheront pas à le dériver dans des pratiques contre nature et néfastes à leur santé et à leur cerveau ainsi qu'à la race, partant à l'humanité.

Il est certain qu'à ce dernier point de vue, la société, bâtie tout entière sur les plans et suivant les vues de la religion chrétienne dont beaucoup de citoyens refusent la tutelle officielle mais dont tous subissent sans révolte et sans le reconnaître la direction effective, la société actuelle dans la plupart des pays d'Europe offre à l'enfant autant de difficultés à satisfaire naturellement ses premiers besoins que de facilités à leur substituer des pratiques vicieuses.

Nous retrouvons toujours la même difficulté qui réclame toujours la même solution : la société est mal organisée parce que l'enfant est mal élevé et celui-ci ne peut facilement l'être mieux dans une société où tout s'oppose à une transformation sérieuse et prolongée des méthodes d'éducation.

C'est cependant par l'éducation de l'enfant qu'il faut attaquer le problème et rompre ce cercle vicieux. Les obstacles ne tomberont certes pas d'un coup, mais chaque génération en trouvera quelques-uns de moins et en fera disparaître quelques-uns de plus, déblayant ainsi sa part du chemin au bout duquel est la perspective de vivre sans hypocrisie et frayeur vaine, ces deux compagnes du vice et de la religion.

Les grandes lignes de la méthode d'éducation que nous désirerions voir adopter sont les suivantes :

Suppression complète de tout internat, suppression de toute école ou tout au moins de tout ce qui peut ressembler à l'école actuelle.

Instruction donnée aux enfants par tous, artisans, agriculteurs, patrons, ouvriers, médecins, ingénieurs en se bornant à commenter et expliquer les objets et les phénomènes que l'enfant a sous les yeux et cela au cours de promenades ou de réunions familières.

La surveillance générale des enfants dont les parents ne peuvent s'occuper eux-mêmes, confiée non à un maître diplômé, mais à un homme âgé ayant vécu, beaucoup vu, intelligent et aimant les enfants.

Le rôle de ce guide se bornant à diriger ou mieux à suivre les promenades des enfants et à leur indiquer où s'adresser pour avoir sur toutes

Puériculture

DU MÊME AUTEUR :

Nouvelle opération du pouce bifide, broch. in-8°, 1896

Cancers de l'utérus. Broch. in-8°, 1896.

Libération latérale et inférieure du méat urinaire dans le traitement de l'incontinence essentielle d'urine chez la femme (opération nouvelle). In-8°, 1897.

La dysménorrhée. Broch. in-8°, 1898.

Néphropexie sans sutures par enclavement cicatriciel du rein (opération nouvelle). In-8°, 1899.

Le froid est-il dans les maladies aiguës une cause pathogène aussi importante que les anciens médecins le croyaient, et aussi nulle que certains modernes le pensent? Broch. in-8°, 120 pages, 1899.

Vade mecum de thérapeutique chirurgicale des médecins praticiens. Vol. in-8°, 328 pages, 1900.

Splénopexie sans sutures par enclavement cicatriciel extrapéritonéal de la rate (opération nouvelle). Broch. in-8°, 1900.

Deux observations d'appendicite. Broch. in-8°, 1901.

Les fugitives, poésies. Broch. in-8°, 208 pages, 1901.

Amblyopie intense occasionnée par un cas d'astigmatisme mixte double très fort et guérie par l'emploi de verres bicylindriques. Broch. in-8°, 1901.

Vade mecum d'obstétrique et gynécologie des médecins praticiens. Vol. in-8°, 321 pages, 1902.

Projet d'un système complet d'assistance chirurgicale. Broch. in-8°, 1902.

Homo et Pessime, causerie sous une tonnelle. Broch. in-8°, 1902.

Le Livre de Homo, propos errants. Broch. in-8°, 1902.

Le Livre de Homo, devant les flots. Broch. in-8°, 1902.

Vade mecum des maladies médico-chirurgicales du tube digestif, à l'usage des médecins praticiens. Broch. in-8°, 1903, 423 pages.

Mystères de l'Antiquité. — Conférence faite le 19 Janvier 1903. 64 pages in-8°.

Sonnailles et Chansonnailles. — Poésies, volume in-8°, 160 pages.

Sous presse :

Hygiène de l'Enfance : Education. Vol. in-8, 1903 350 pages.

Vade mecum de pratique orthopédique des médecins praticiens. — Vol. in-8° illustré, 400 pages.

choses les renseignements dont ils sont curieux.

Garçons et filles vivent ainsi ensemble comme ils le font dans la rue et dans les familles et d'ailleurs l'instruction ainsi comprise n'est qu'un accessoire à leurs jeux, mais ceux-ci arrivent à avoir tous pour résultat un développement de leur instruction.

A quinze ans, un enfant élevé ainsi est tout à fait incapable de bien se tenir dans un salon et de subir avantageusement le moindre examen primaire ; c'est un gars à l'aspect frustre, bien bâti, souple des membres, pouvant imiter les cris de tous les animaux, incapable de mensonge mais aussi de comprendre un mot spirituel, mais sachant réellement une quantité énorme de choses.

A vingt ans il est bien loin de pouvoir faire un bachelier, que dis-je ? ne pourrait être reçu à son certificat d'études tant nos programmes actuels sont stupides et susciterait les rires de nos gentes demoiselles, seulement c'est un homme ! Et les filles élevées comme lui sont dignes de lui.

On peut, entre cette manière de comprendre l'éducation et la méthode pratiquée actuellement, imaginer une solution intermédiaire et provisoire qui contente les esprits intelligents mais timorés et qui, par conséquent, ait des chances de rallier la plupart des suffrages.

Cette solution dès maintenant pratiquement réalisable, consisterait à désirer que les heures de classe dans nos écoles actuelles eussent lieu au dehors toutes les fois que le temps le permet, la claustration dans les bâtiments officiels étant réservée aux seuls jours de grande pluie ou de grand froid.

Que dans les villages qui n'ont pas encore l'honneur d'être ornés du bâtiment en pierres et briques qui représente l'école, on n'en construise pas. Les jours de pluie, n'importe quelle grange servira à réunir les enfants ; quand il fait froid, ils se rassembleront dans n'importe quelle maison des parents de l'un d'eux, où garçons et filles seront toujours ensemble.

Que le magister n'entretiendra jamais et sous aucun prétexte les enfants de choses qu'ils n'ont pas vues ; mais n'hésitera pas à se déplacer avec eux, fut-ce pour plusieurs jours, afin de leur montrer ce dont il a à les entretenir.

Que les enfants n'apprennent rien qu'ils ne comprennent pas.

Que les examens cessent d'être l'unique but de l'instruction des enfants, mais que tous les chefs d'usines, les commerçants, les hommes de loi qui auront besoin d'un bon employé s'habituent à considérer tout certificat comme un brevet de bonne mémoire, mais de piètre intelligence, de docilité, mais de manque d'initiative.

D'ailleurs, comme tous les enfants devraient être absolument astreints à passer par l'école primaire avant de poursuivre plus loin leurs études, l'influence de cette école ainsi modifiée retentirait fatalement sur l'enseignement secondaire et jusqu'à l'enseignement supérieur, qui ne tarderaient pas l'un et l'autre à disparaître,

comme les bonnets pointus des anciens médecins, pour faire place nette à la seule distinction
des degrés individuels d'instruction. Les titres
étincelants mais ne signifiant rien par eux-
mêmes, les parchemins qui ne sont en somme
que des peaux d'ânes, cesseraient de couvrir des
nullités. On ne jugerait plus un homme selon le
clinquant dont il serait investi mais seulement
sur sa valeur réelle que tout le monde serait
apte alors à apprécier ; car on l'éprouverait, on
le metterait au pied du mur, on le jugerait sur
son œuvre et non sur des titres aussi brillants
de loin que nuls lorsqu'on les épluche.

Cette réforme primordiale et mitigée de l'école
primaire entraînera une amélioration dans l'hygiène et le développement du corps des enfants
dont on ne peut s'imaginer l'étendue quand on
n'a pas observé tout le mal que cause l'école
actuelle. L'hygiène sera d'ailleurs, de toutes les
sciences naturelles, la première qu'il faudra enseigner aux enfants. N'est-ce pas évident qu'ils
doivent, avant tout, apprendre à bien vivre ? On
réalisera ainsi la réforme, tant désirée par tous
les esprits soucieux du bien être de l'humanité,
que les Romains exprimaient si justement et si
simplement : « *Mens sana incorpore Sano.*

Tel est le programme que nous nous proposons de développer ultérieurement comme il le
comporte.

TABLE DES MATIÈRES

BAR-LE-DUC. — IMP. BARRISIENNE, 49, RUE DE LA ROCHELLE